その症状って、本当に認知症？

もしかして…
と思ったら

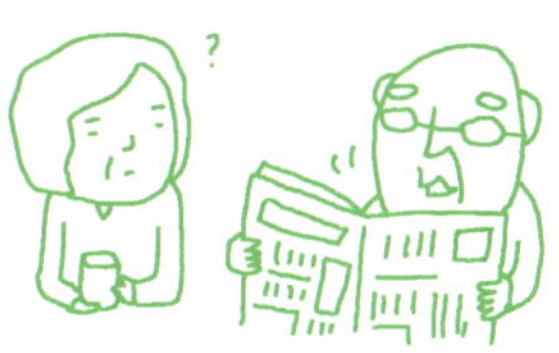

筑波大学名誉教授
メモリークリニックお茶の水　院長
朝田 隆

法研

もしかして認知症？

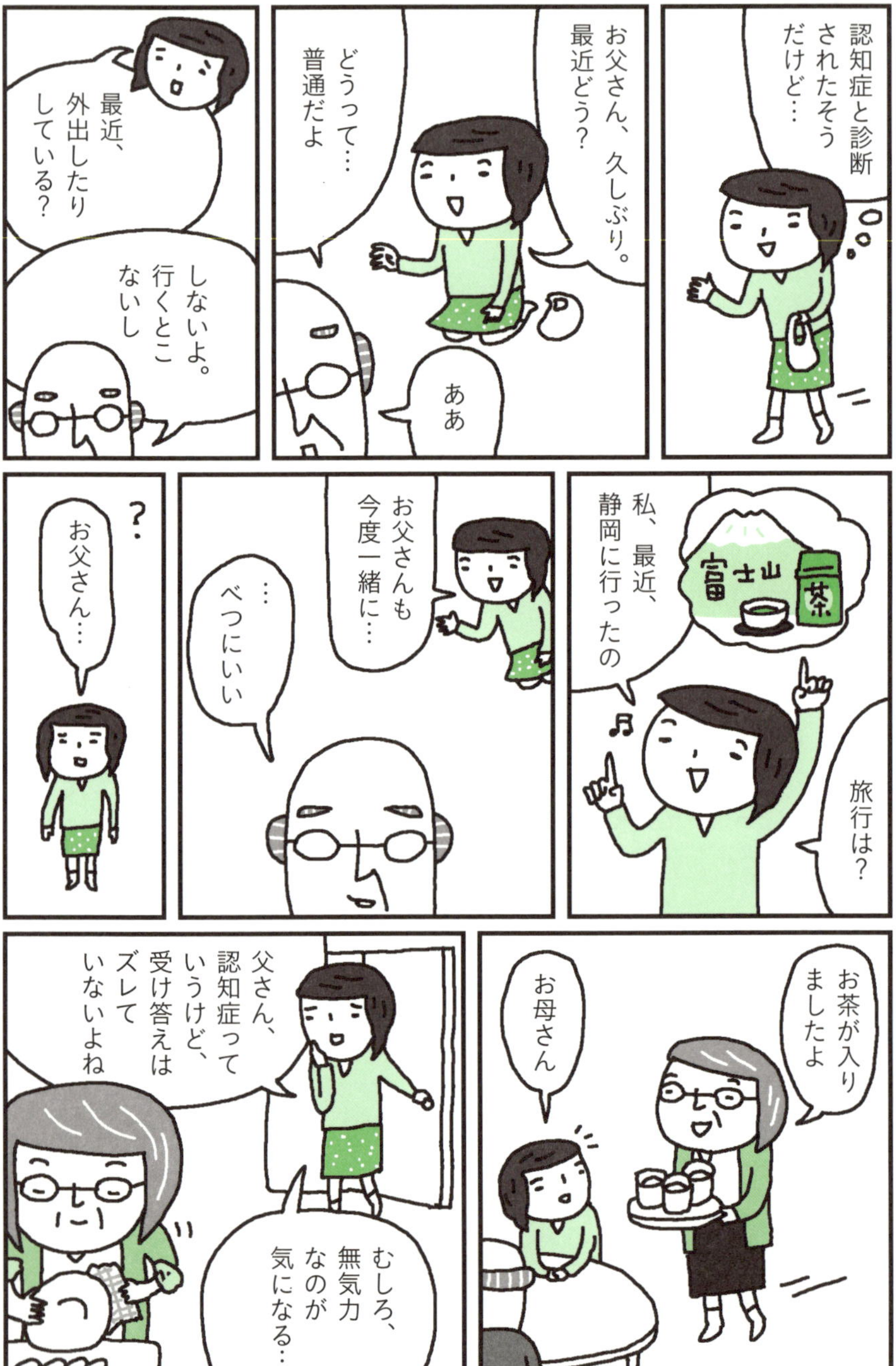
認知症と診断されたそうだけど…
お父さん、久しぶり。最近どう？
どうって…普通だよ
ああ
最近、外出したりしている？
しないよ。行くとこないし
私、最近、静岡に行ったの
富士山
茶
旅行は？
お父さんも今度一緒に…
…べつにいい
？
お父さん…
お茶が入りましたよ
お母さん
父さん、認知症っていうけど、受け答えはズレていないよね
むしろ、無気力なのが気になる…

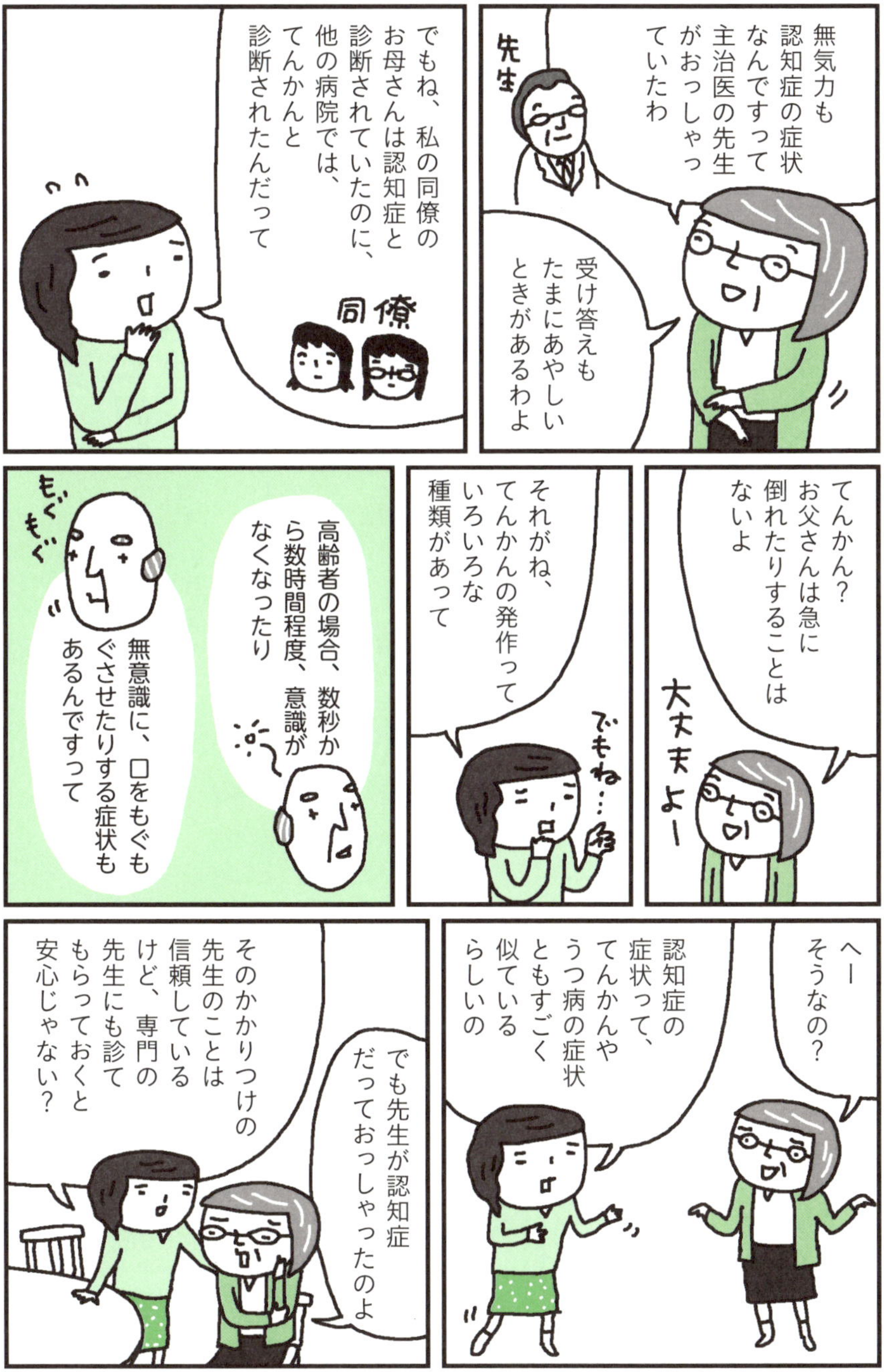

無気力も認知症の症状なんですって主治医の先生がおっしゃっていたわ
先生
受け答えもたまにあやしいときがあるわよ
でもね、私の同僚のお母さんは認知症と診断されていたのに、他の病院では、てんかんと診断されたんだって
同僚
てんかん？お父さんは急に倒れたりすることはないよ
大丈夫よー
それがね、てんかんの発作っていろいろな種類があって
でもね…
高齢者の場合、数秒から数時間程度、意識がなくなったり
もぐもぐ
無意識に、口をもぐもぐさせたりする症状もあるんですって
へーそうなの？
認知症の症状って、てんかんやうつ病の症状ともすごく似ているらしいの
でも先生が認知症だっておっしゃったのよ
そのかかりつけの先生のことは信頼しているけど、専門の先生にも診てもらっておくと安心じゃない？

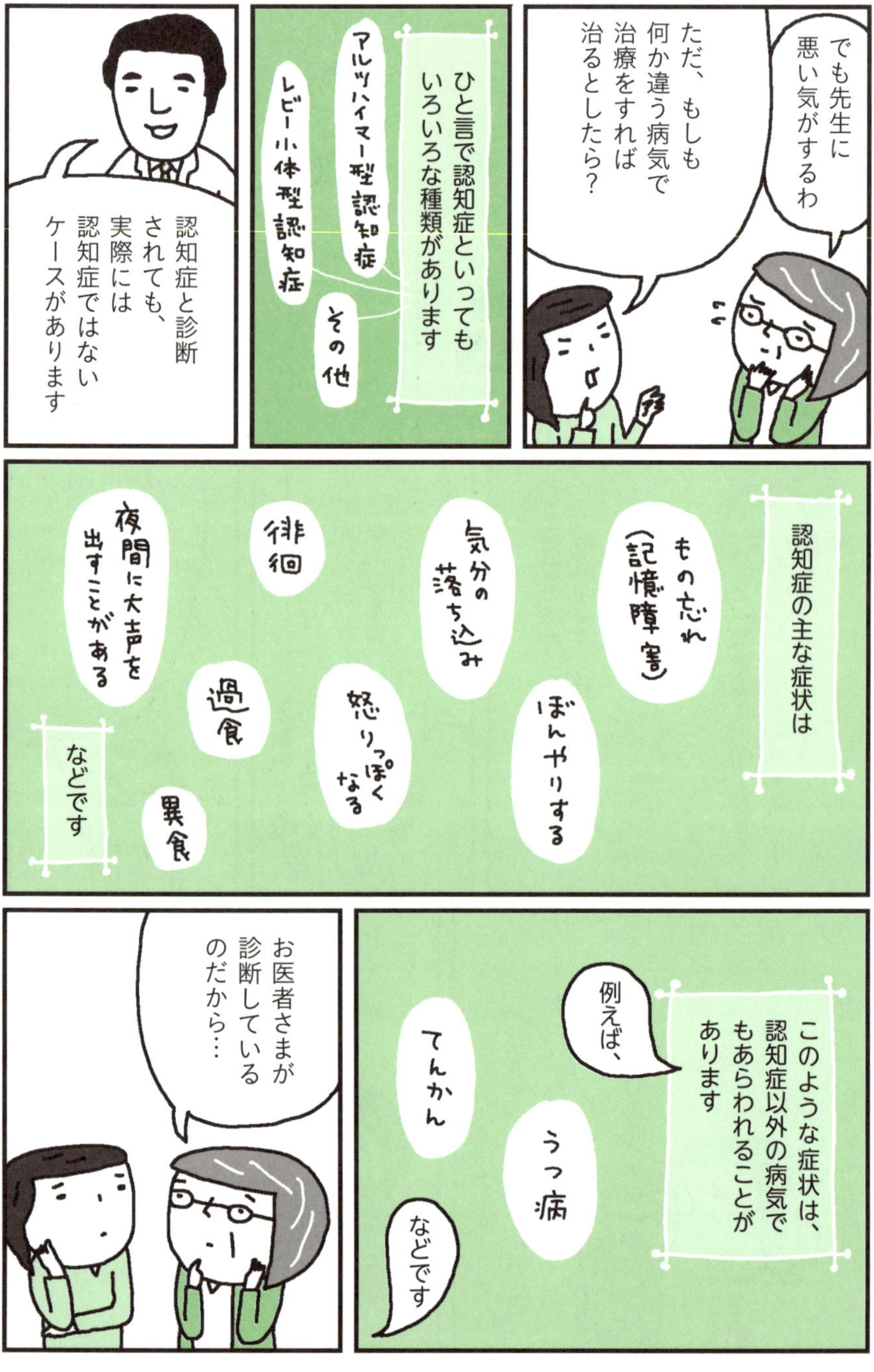
でも先生に悪い気がするわ
ただ、もしも何か違う病気で治療をすれば治るとしたら？
ひと言で認知症といってもいろいろな種類があります
アルツハイマー型認知症
レビー小体型認知症
その他
認知症と診断されても、実際には認知症ではないケースがあります
認知症の主な症状は
もの忘れ（記憶障害）
気分の落ち込み
徘徊
夜間に大声を出すことがある
ぼんやりする
怒りっぽくなる
過食
異食
などです
このような症状は、認知症以外の病気でもあらわれることがあります
例えば、
てんかん
うつ病
などです
お医者さまが診断しているのだから…

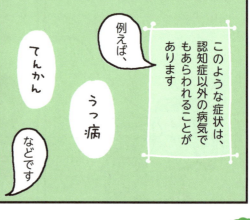

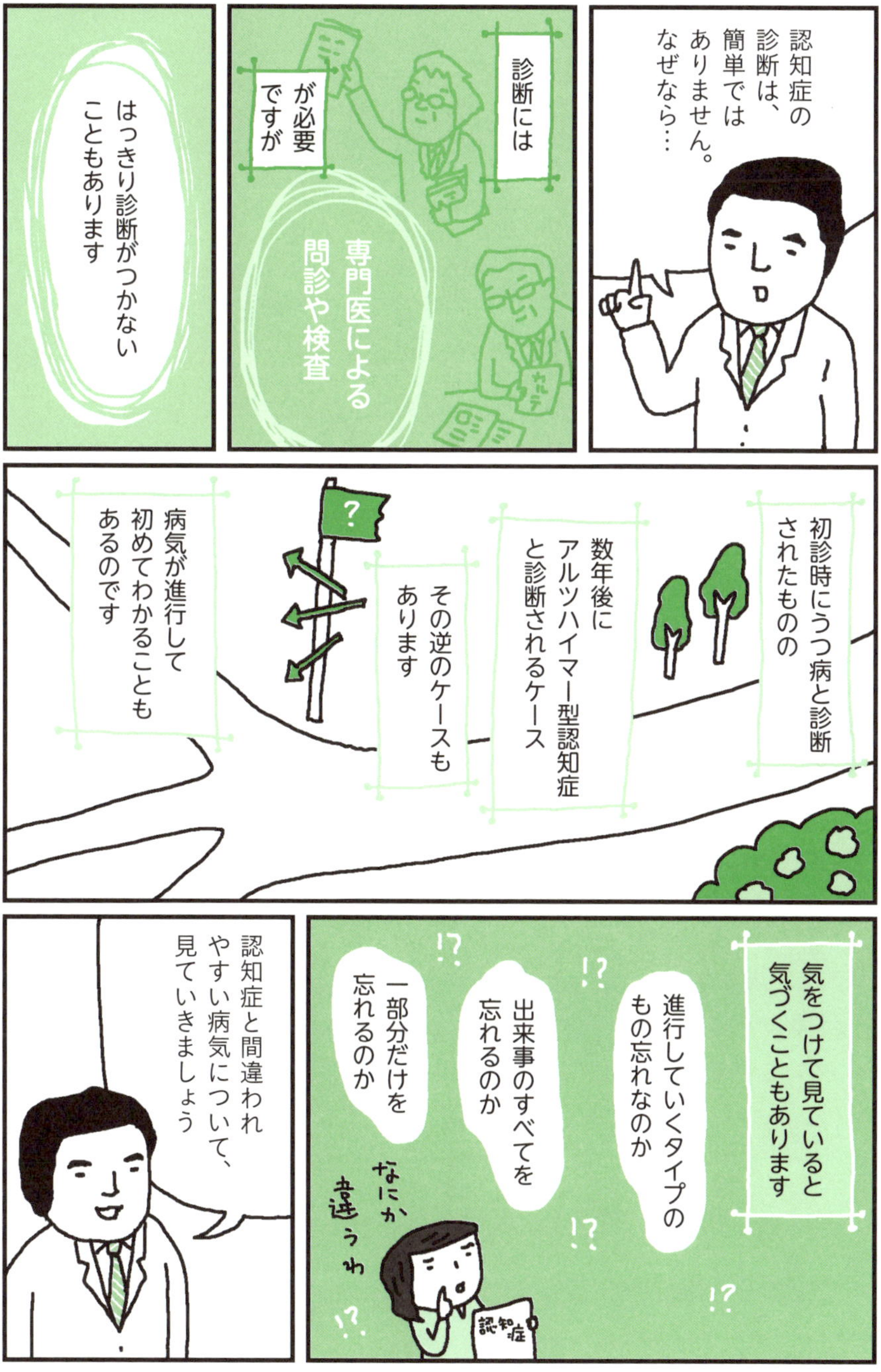
認知症の診断は、簡単ではありません。なぜなら…
診断には
専門医による問診や検査
が必要ですが
カルテ
はっきり診断がつかないこともあります
初診時にうつ病と診断されたものの
数年後にアルツハイマー型認知症と診断されるケース
その逆のケースもあります
?
病気が進行して初めてわかることもあるのです
気をつけて見ていると気づくこともあります
進行していくタイプのもの忘れなのか
出来事のすべてを忘れるのか
一部分だけを忘れるのか
!?
なにか違うわ
認知症
認知症と間違われやすい病気について、見ていきましょう

はじめに

～適切な治療への道筋を見出すために～

高齢化が進行する中で、認知症やその予備群である軽度認知障害（ＭＣＩ：Mild Cognitive Impairment）の人は増え続け、両者を合わせると65歳以上の高齢者の約３人に１人にもなると推計されます。

もっとも、高齢になると個人差はあっても、どなたでも若い頃と比べて認知機能は低下してきます。新しいことや細かいことはおぼえにくく、わずらわしく感じられるようになります。また、体力が低下してくると、今まで楽しんでいたことが億劫になることもあるでしょう。高齢者に理解のある方ほど、そうした症状を「認知症の始まり」と受け入れてしまいがちかもしれません。

ところがそうした症状のなかには、認知症に似て非なる、しかも治療可能な病気が潜んでいる可能性があるのです。

本書では、一見認知症に見えても実は認知症ではないケースがあることを、またそれらの中には治療可能な病気があることを紹介しています。

そしてこのような病気・状態のことを「認知症もどき」と呼んで、ぜひとも知っていただきたいその症状や治療法のポイントをまとめています。

認知症もどきを見過ごさない一番の方法は適切な受診です。

患者さんについて、認知症の専門医が根拠を持って「認知症でしょう」と診断した場合、まず確実に認知症でしょう。しかし、認知症の診断は非常に難しいこともあり、認知症専門医でも症状を見過ごしてしまうことがあります。また、病気が進行することによって隠れていた症状が顕在化し、初めて正しい診断がついたりすることもあり得ます。

そうしたケースで、身近にいる方が認知症もどきの存在をどこか頭のすみに留めておいて「これはもしかしたら…」という目で患者さんを見ることによって、正しい診断、そして適切な治療への道筋を見出したことを経験しています。

本書が、皆様の適切な診療への一助となれば幸いです。

目次

マンガ もしかして認知症？……2

はじめに……6

第1章 その症状は、認知症ではないかもしれない？……15

認知症かな？と思ったら……16

認知機能を低下させるのは認知症だけではない……16

マンガ 認知症だと診断されたが……18

認知症とは？……20

認知機能が低下する……20

認知症には種類がある……21

診断は難しい……22

認知症の中核症状とＢＰＳＤ……26

認知症もどきは改善できる……28

コラム 認知症の前段階にあるＭＣＩ……31

マンガ 認知症もどきとは？……32

認知症は他の病気とも影響しあう……34

認知症治療の基本……35

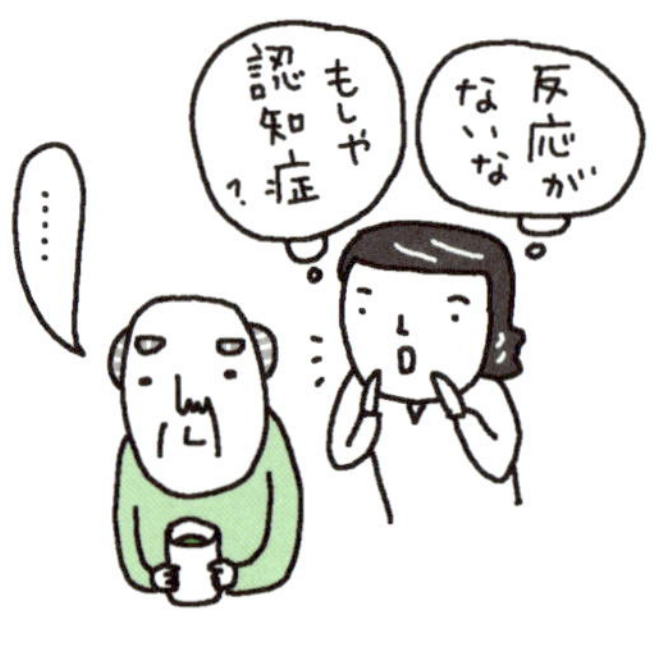

第2章

マンガ 認知症の誤診は珍しくない？……38
認知症じゃないかも？ と思ったら……40

認知症と間違われやすい病気……41

認知症と似た症状があらわれる高齢者に多い病気……42

認知症と間違われやすい病気……42

うつ病……43
老年期うつ病の原因と特徴……43
老年期うつ病と認知症……44
血管性うつ病……46
うつ病の治療法……48

てんかん（てんかん発作症候群）……50
見逃されやすいてんかん……50
高齢者に多いてんかん……53
認知症とてんかん……57
てんかんの治療法……57

老年期精神病（遅発性パラフレニー）……60

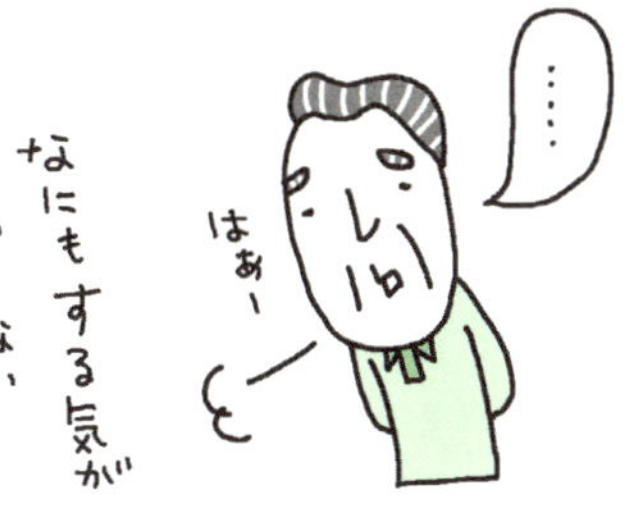

統合失調症との関係性……62
遅発性パラフレニーと認知症……63
遅発性パラフレニーの治療法……63
せん妄……65
認知症とせん妄……67
せん妄の治療法……69
薬の副作用……71
その他の病気……75
頭部の外傷、硬膜外血腫と硬膜下血腫……75
神経の病気……79
一過性全健忘……79
パーキンソン病……81
マンガ 認知症もどきはたくさんある……84
コラム インフルエンザ……86

第3章 認知機能を悪化させる要因

認知機能を悪化させる要因……87
心理状態、精神状態との関わり……88

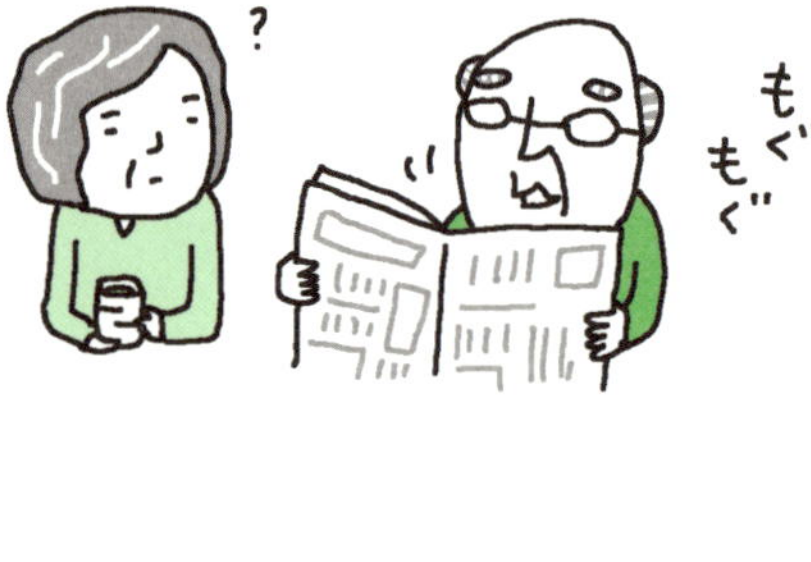

認知機能と心理状態……88
チャレンジング行動（BPSD）……89
感情が抑えられない？……90
配偶者との死別……92
入院や引っ越しなどの環境の変化……94
入院・手術……94
住環境の変化……95
マンガ 環境の変化……98
他の病気との合併……100
病気の合併で管理が難しく……100
症状を見逃してしまう可能性も……101
合併症を進ませないために……102
世代を問わず注意が必要なケモブレイン……104
認知症の症状を穏やかに……106

第4章 体の不調で低下する認知機能

……107
体の不調で認知症もどきになる？……108

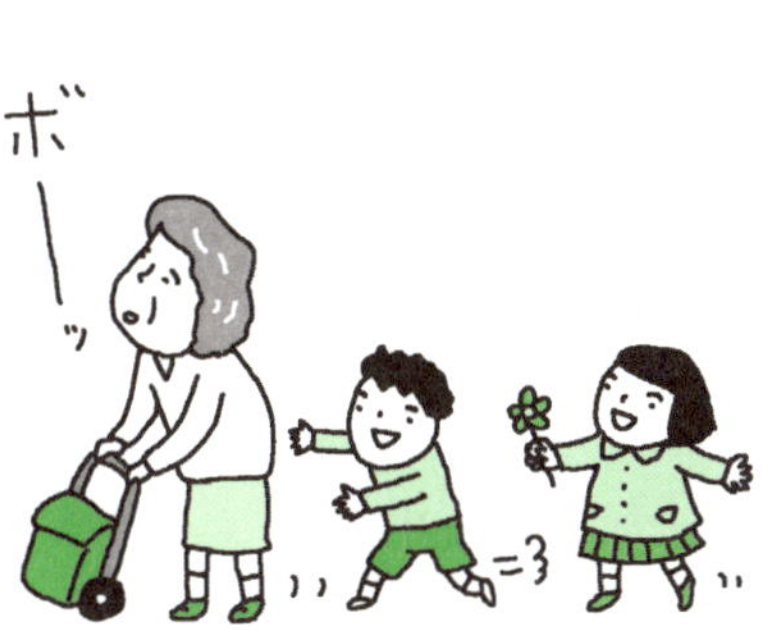

夏に増える症状悪化……108
周囲の人が脱水症状をチェック……109
運動機能の低下……112
フレイルとサルコペニア……112
転倒に気をつける……114
聴力・視力の低下……118
歯周病・咀嚼力の低下……120
貧血……122
ビタミン類の欠乏……124
アルコールの摂り過ぎ……128
睡眠障害……130
不眠……131
睡眠薬を使用するときは副作用に注意……132
睡眠時無呼吸症候群（ＳＡＳ）……134
コラム　認知症の昼夜逆転……137

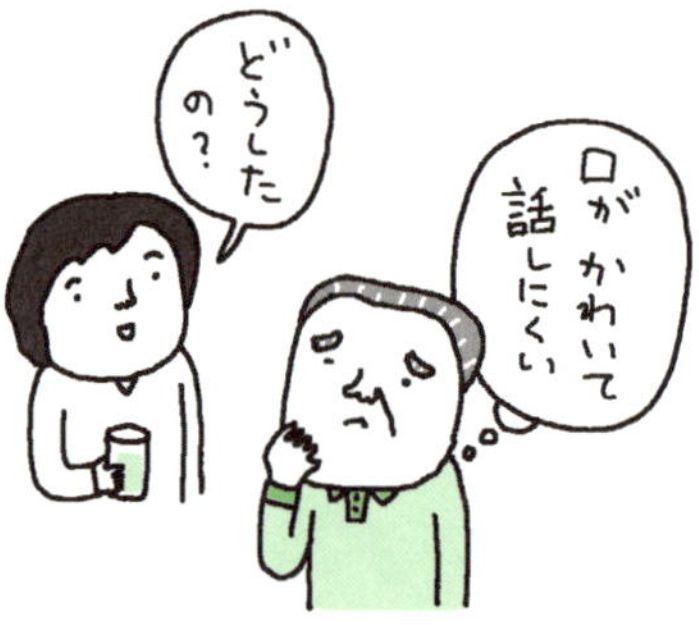

第5章 自分でできる 認知症を進ませない工夫 …… 139

マンガ 夏に受診が増える認知症？ …… 140
認知症リスクを減らす工夫 …… 142
認知症の危険因子について考える …… 142
規則正しい生活をする …… 144
時間の感覚を意識する …… 144
活動的に過ごす …… 145
人と会って話をする …… 146
聴力・視力のケア …… 148
聴こえを補う …… 148
見え方を補う …… 149
マンガ 補聴器などの補助具でコミュニケーションは取りやすくなる …… 151
歯周病予防を意識して歯のケアをする …… 152
食事選びの目安は「まごたちわやさしい」 …… 154
お酒とのつき合い方を見直す …… 158

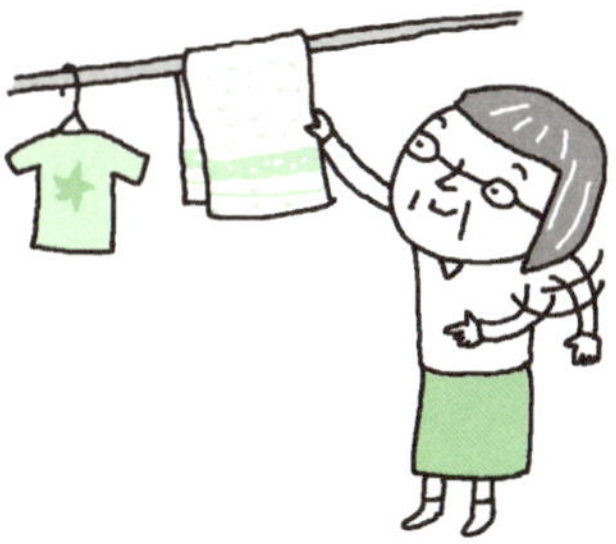

運動で脳由来神経栄養因子に働きかける……160
禁煙する……164
環境を改善する……165
マンガ　環境を整えてトラブルを予防する……166
介護で一番大切なこと……170
おわりに……172

装丁・本文デザイン　澤田かおり（トシキ・ファーブル）
マンガ　やまなかゆうこ
編集協力　井澤由里子

第1章

その症状は、認知症ではないかもしれない？

認知症かな？と思ったら

認知機能を低下させるのは認知症だけではない

身近な高齢者にもの忘れが増えたり、以前と比べて何事にも意欲がなくなってきたりしたのを見ると、「もしかして認知症かな？」という疑問が頭をよぎるでしょう。不機嫌なことが増えたり、ぼーっとしていることが多くなったり…、確かに、これらはみんな典型的な認知症の初期症状かもしれません。

認知症は患者数が多く、65歳以上では全体の約15％が認知症の症状をもちます。年齢を重ねるごとに有病率は増し、65〜70歳では10人に1人、85〜90歳では3人に1人、90歳以上では2人に1人とも推計されます。ですから、前述したようなお年寄りの様子をみて「認知症かな？」と考えてもそれほど不自然なことではありません。

しかしその一方で、認知症と診断されていても実際は認知症ではないケースが一定割合あるのも事実です。認知症ではない他の病気であったり、認知症以外の病気が隠れていたりすることもあるのです。

認知機能が低下する原因はいろいろあります。もちろんその筆頭は認知症ですが、その他にもさまざまな病気や要因があります。認知症以外の認知機能を低下させる状態を「仮性認知症」、もしくは正式な病名ではありませんが、「認知症もどき」と呼んでいます。

認知症は根本的な治療法が確立されていないため、ひとたび「認知症です」と診断されたら、あまり積極的な治療は行わず、進行予防や介護を検討することになりがちです。

しかし、本当は認知症ではなかったら？　治療可能な他の病気であったら？　適切な治療を受ければ症状が改善する可能性があります。

認知症もどきの代表格である、うつ病やてんかん、老年期精神病などの場合には正しい対処をすれば症状が改善します。

また、他の病気が認知症に隠れているケースも注意が必要です。認知症は脳の病気ですが、その症状は運動や食欲、睡眠など全身の状態とも関連しています。他の病気が影響して、認知症が悪化してしまうことがあるのです。また、認知症リスクを高める病気もあります。さらに、環境やストレスも症状に密接な関わりがあります。このような場合でも、異変の原因に気づき、それを取り除くことで認知機能が回復することがあります。

認知機能が低下していると、自分で病気の症状に気づいたり、周囲に伝えたりすることが困難になります。そのため認知症に合併している他の病気を見落としてしまいがちです。

こうしたことで、正しく診断することがとても難しくなります。認知症もどきの厄介な点はそこにあるのです。

認知症だと診断されたが…

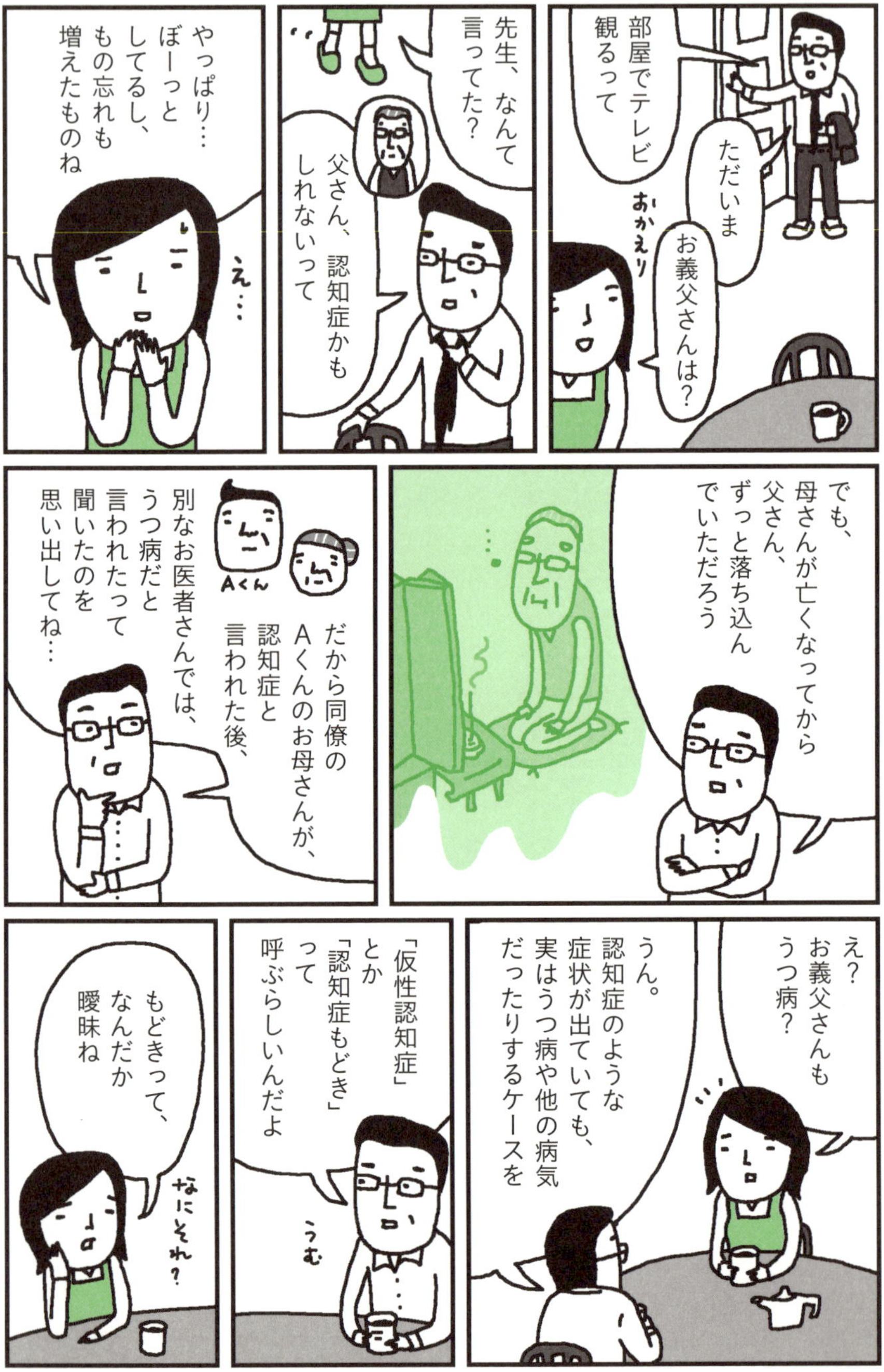

ただいま
おかえり
お義父さんは？
部屋でテレビ観るって
先生、なんて言ってた？
父さん、認知症かもしれないって
え…
やっぱり…ぼーっとしてるし、もの忘れも増えたものね
でも、母さんが亡くなってから父さん、ずっと落ち込んでいただろう
だから同僚のAくんのお母さんが、認知症と言われた後、
Aくん
別なお医者さんでは、うつ病だと言われたって聞いたのを思い出してね…
え？お義父さんもうつ病？
うん。認知症のような症状が出ていても、実はうつ病や他の病気だったりするケースを
「仮性認知症」とか「認知症もどき」って呼ぶらしいんだよ
うむ
もどきって、なんだか曖昧ね
なにそれ？

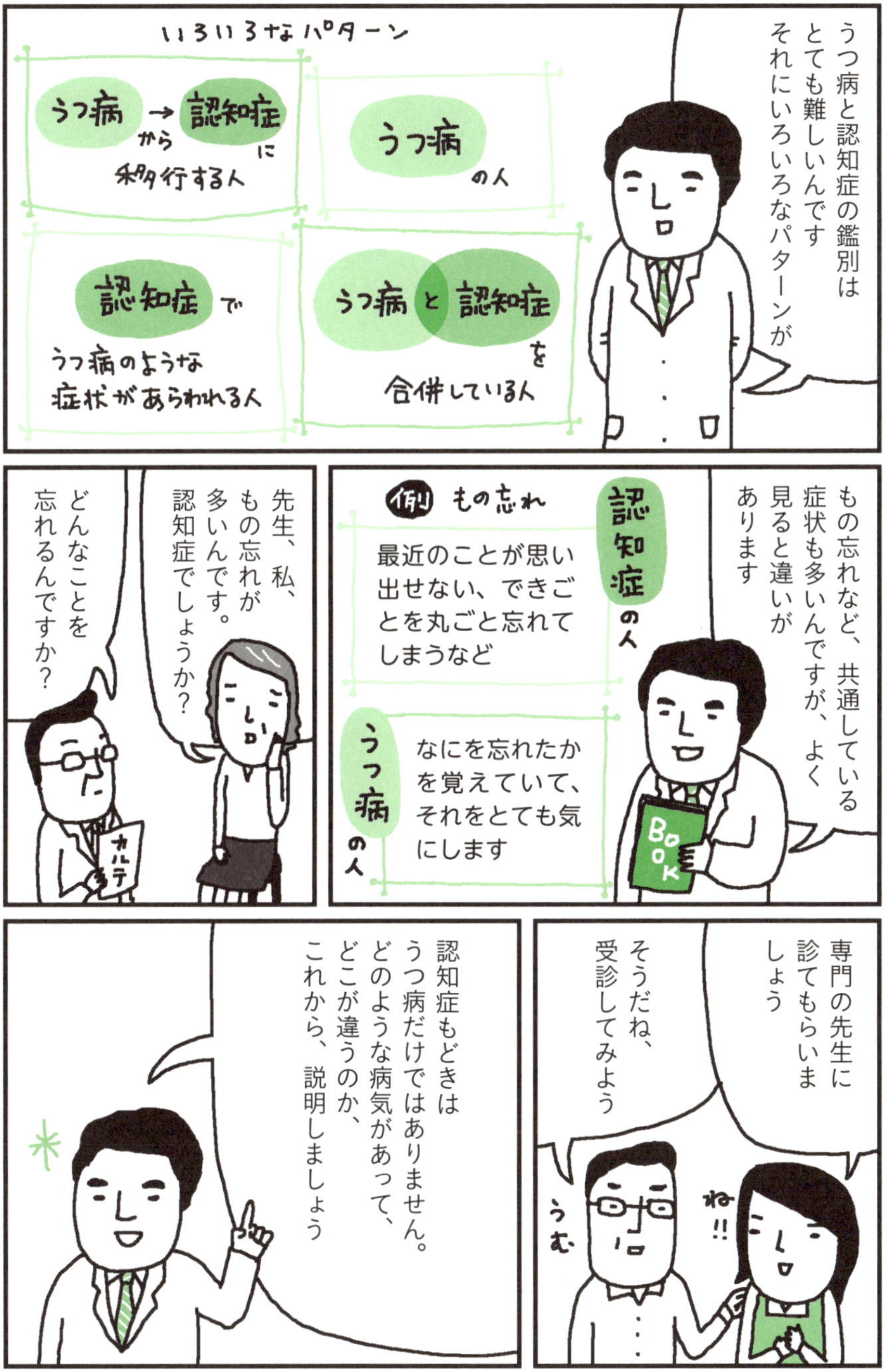

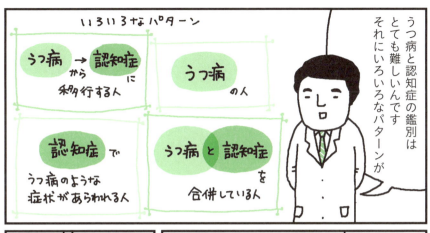

うつ病と認知症の鑑別は
とても難しいんです
それにいろいろなパターンが
いろいろなパターン
うつ病から認知症に移行する人
うつ病の人
認知症でうつ病のような症状があらわれる人
うつ病と認知症を合併している人
もの忘れなど、共通している症状も多いんですが、よく見ると違いがあります
例 もの忘れ
認知症の人
最近のことが思い出せない、できごとを丸ごと忘れてしまうなど
うつ病の人
なにを忘れたかを覚えていて、それをとても気にします
BOOK
先生、私、もの忘れが多いんです。認知症でしょうか？
どんなことを忘れるんですか？
カルテ
専門の先生に診てもらいましょう
そうだね、受診してみよう
うむ
ね!!
認知症もどきはうつ病だけではありません。どのような病気があって、どこが違うのか、これから、説明しましょう

認知症とは？

認知機能が低下する

認知症は、日常生活に支障をきたすもの忘れ（記憶障害）などが症状となる病気で、「認知機能の障害によって、生活に支障をきたすようになった状態」と定義されます。ここでいう認知機能には、記憶力や、物事を考えて進める実行機能などいろいろな能力があります。これらが弱って機能しなくなると、だんだん生活に影響が出てきます。

たとえば私たちは、人と待ち合わせをするとき、「記憶」の機能によって「いつどこで誰と会うか」を覚えていることができます。「遂行」の機能によって、待ち合わせ場所へ向かったり、時間通りに着くように行動したり、あるいは天候や目的に合わせて衣類や持ち物を判断できます。認知機能が働いているおかげですね。認知機能には、この他にも「言語能力」「判断力」「計算力」などがあります。

けれども認知機能が弱ると、約束の場所や時間を忘れたり、そもそも予定自体を忘れてしまったりします。どの電車に乗ったらよいか、どうやって切符を買えばよいか、どんな服を着たらよいか…、そうしたことも判断することが難しくなって生活に支障が出てしまうのです。

認知症には種類がある

認知症にはいくつか種類があります（24ページ）。もっとも多いのはアルツハイマー型認知症で認知症の約6割を占めます。みなさんも病名は聞いたことがおありでしょう。アルツハイマー型認知症は、脳内にアミロイドβ《ベータ》などの物質がたまって神経を傷害し、脳が萎縮《いしゅく》したりすることが原因と考えられています。

次に多いのはレビー小体型認知症で、レビー小体というたんぱく質が脳に蓄積して起こります。そこにないものが見える幻視《げんし》などの症状が知られています。誰もいないのに「人がいる」などと言ったりするのです。

前頭側頭型《ぜんとうそくとうがた》認知症はピック病と呼ばれるものも含み、脳の前頭葉や側頭葉が萎縮して起こり、行動に抑制が効かなくなるのが特徴です。

この他に正常圧水頭症《すいとうしょう》、脳血管性認知症、アルコール性認知症なども認知症の一種といえます。

認知症の種類別割合

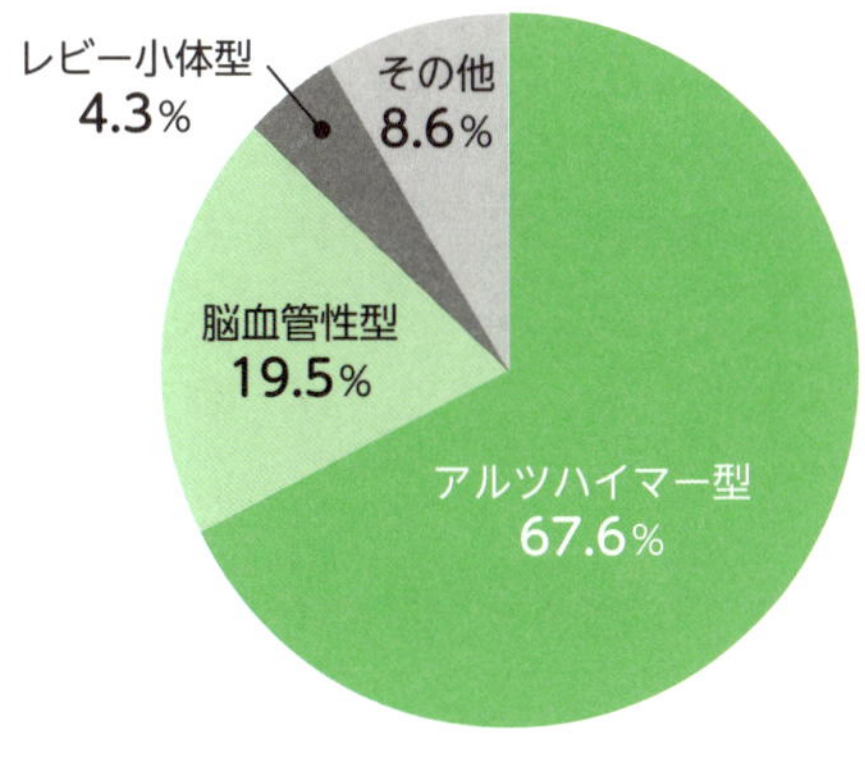

出典：厚生労働科学研究費補助金認知症対策総合研究事業「都市部における認知症有病率と認知症の生活機能障害への対応」平成23年度〜平成24年度総合研究報告書

認知症というと一般的にアルツハイマー型認知症の典型例をイメージしがちなのですが、種類は多く、それぞれ症状も対処法も異なります。また、アルツハイマー型認知症であっても、典型的な症状や転帰を示すケースばかりでもなく、他病との合併などによる非典型例も少なくありません。

診断は難しい

認知症が疑われる場合は、認知症の専門外来や精神科などを受診します。診断のための検査として一般的な身体検査に加え、問診、知能検査を行います。知能検査では長谷川式スケールなどが有名です。認知機能の低下の有無、程度とともに、他の身体的な病気がないかを調べます。

さらに脳波や脳の画像検査（CT[*1]、MRI[*2]、SPECT[*3]など）を行うこともあります。画像検査で脳の萎縮や血流の異常などはっきりした所見が見られれば、「アルツハイマー型認知症です」などと明確に診断することができます。

しかし、すべてのケースでこうした所見が得られるわけではありません。認知機能を低下させている原因がはっきりしないことも多いのです。

ここでその他の病気、うつ病や脳、神経などの病気が疑われれば、その診断のためのさらに詳しい検査を行いますが、そうした徴候さえもないケースも少なくありません。

＊1　CT：Computed Tomography（コンピューター断層撮影）
＊2　MRI：Magnetic Resonance Imaging（磁気共鳴画像診断）
＊3　SPECT：Single photon emission computed tomography（脳血流シンチグラフィ）

「除外診断」といって、他の病気の可能性を除外していった結果、原因疾患が特定できないためにひとまず、もっとも疑わしいアルツハイマー型認知症と診断されるケースも少なくないのです。

しかし、認知症ではない他の病気であったり、認知症に隠れて他の病気が合併していたりということもあります。時間がたち、病気が進行することで初めて診断がつくということもよくあります。また患者さん自身の認知機能の低下が、正しい診断をさらに難しくさせていることは前にも述べた通りです。

ですから、いったんは認知症と診断されても、他の病気かもしれない可能性を常に考えながら、患者さんが心身ともに最良の状態にいられるように見守っていくことが必要です。

「認知症」か「認知症もどき」かを判断する流れ

問診、検査の結果

認知症である

症状がゆっくりと進行する
「進行性」

- 脳の神経細胞の変性による疾患
  アルツハイマー型認知症
  レビー小体型認知症
  前頭側頭葉型認知症
- 脳血管性疾患

認知症ではない

治療が可能で
「可逆性」

うつ病、せん妄、
てんかん、正常圧水頭症、
老年期精神病、薬の副作用
一過性全健忘、
配偶者との死別 など

認知症もどき

※その他、認知症の症状があらわれる原因となる病気は24、25ページを参照。

原因	治療方法
脳梗塞（血管に血の塊が詰まる）、脳出血（血管が破れて出血する）、くも膜下出血などによって、脳の一部の神経細胞に栄養や酸素が行き渡らなくなり、神経細胞が死滅することで脳機能が低下します。	危険因子となる高血圧、糖尿病、脂質異常症などの改善、及び薬物療法。小脳にできた大きな脳梗塞や、大脳全体に梗塞が及ぶ場合には、外科手術を行います。
頭部の外傷後、頭蓋骨の内側で、脳を包んでいる硬膜と脳の間に血腫がたまり、その血腫が脳を圧迫して、吐き気、嘔吐、半身まひ、言語障害などさまざまな症状を引き起こします。高齢者に多く、ご本人が気づかない程度の、ごく軽度の打撲で起こる場合もあります。	打撲直後では頭部CTで異常が認められないことが多く確認できません。3週間から数ヵ月後に、血腫がCT検査で確認できた場合は、外科手術を行います。
脳と頭蓋骨の間に流れている脳脊髄液が、脳の中心部にある脳室にたまり、脳室が拡大して発症します。	外科手術（シャント）で脳の髄液を排出します。発見が遅れると、とくに脳の損傷が進み、治療効果がなくなることがあります。
頭蓋骨の中にできる腫瘍で、脳内の細胞が腫瘍となる原発性脳腫瘍が原因の場合と、脳以外でできた腫瘍が転移した転移性脳腫瘍があります。	脳腫瘍の摘出手術を行います。しかし腫瘍の性質により対応方法はさまざまです。
アミロイドβというたんぱく質が脳に蓄積する過程で、脳の神経細胞を死滅させることで発症すると考えられています。認知症の6割がアルツハイマー型認知症です。なお、認知症発症の前には、必ず軽度認知障害（MCI）の状態があります。	進行を遅らせる目的で、薬物（ドネペジル：商品名アリセプトなど）が投与されます。完治はむずかしくても、進行を穏やかにすることは可能です。
レビー小体というたんぱく質が、脳に蓄積して毒性をもち、神経細胞を死滅させることで発症すると考えられています。	進行を遅らせる目的で、薬物療法が行われます。
脳の前頭葉、側頭葉が萎縮します。前頭葉は、思考、行動、言動、意欲など脳の中枢的な働きをしています。側頭葉は、言語の理解、記憶、聴覚、嗅覚などを司っています。	症状を緩和する目的で、薬物療法を行う場合があります。

認知症の症状があらわれる原因となる病気

	あらわれる症状
脳血管性疾患	
脳血管性認知症	記憶障害、言語障害、歩行障害、しびれ、めまいなど。
打撲などの外傷が原因となる疾患、外科的疾患	
慢性硬膜下血腫	頭痛、言語障害、歩行障害、運動麻痺、意欲低下、見当識障害など。
正常圧水頭症	歩行障害、認知障害が主な症状。それ以外に尿失禁、頻尿、注意力、意欲の低下による無気力など。
腫瘍疾患	
脳腫瘍	慢性頭痛、吐き気、視覚異常、手足のしびれ、言語障害、てんかんなど。
脳の神経細胞の変性による疾患	
アルツハイマー型認知症	初期：記憶障害、遂行機能障害など。 中期・後期：見当識障害（人、時、場所などがわからなくなる）、視空間認知（見たり聞いたりしたことを把握する能力）の衰えなど。
レビー小体型認知症	幻覚、妄想、睡眠中のせん妄。パーキンソン病の動作緩慢などの症状と似ている部分がある。
前頭側頭型認知症	行動や人格の変化など（記憶障害はあまり強くあらわれない場合が多い）。

※色のついている症状は特徴的な症状

認知症の中核症状とBPSD

認知症の代表的な症状には、もの忘れ、判断力の低下、抑うつ、ぼんやりする、意欲低下、妄想、怒りっぽくなる、徘徊《はいかい》、過食などがあります。これらの症状は、左ページの図のように大きく「中核症状」と周辺症状といわれる「ＢＰＳＤ（Behavioral and Psychological Symptoms of Dementia：行動・心理症状）」の２つに分けられます。

中核症状とは認知症の診断基準となる症状で、すべての患者さんにあらわれます。基本的にこの症状は進行性で、時間の経過とともに進み、逆戻りすることはありません。また急に悪化することもありますが、どちらかというとゆっくり進行することが多いです。

これに対してＢＰＳＤは、中核症状に伴って生じる症状で、その人本来の性格や置かれている環境などによって、あらわれ方に個人差があります。ＢＰＳＤは変動し、あらわれたり治まったりします。本人の心理状態や精神状態、体調、環境、治療に反応して変動すると考えられます。後ほど詳しく説明しますが、基本的に患者さんが心身ともによい状態にあるほうが、ＢＰＳＤは落ちつきます。

このように認知症には、おおもとでゆっくり進行していく中核症状と、患者さんを取り巻く状況によって変動するＢＰＳＤとがあるのです。ですから「認知症の症状」といっても、傍から見ているとあらわれ方に個人差があり、また時期によって変化があります。

認知症の症状

周辺症状（行動・心理症状）：BPSD

●抑うつ
気分が落ち込み、無気力になる

●介護抵抗
介護者に介護されることを嫌がり、抵抗する

●徘徊
外出して歩き回ったり迷子になり家に戻れなくなる

●性的逸脱
性的な感情をもって、行動してしまう

●幻覚
実際には存在しない物が見えたり、音が聞こえたりする

●不潔行為
入浴拒否や、排泄物を触ってしまう

●暴言、暴力
自分の気持ちを伝える際、感情がコントロールできず強い口調、行動になる

●妄想
物を盗られたなど、事実ではないことを事実と思い込む

●異食、過食、拒食
食べ物以外のものを口に入れたり、食事量が過剰に増えたり、受け付けなくなったりする

●睡眠障害
夜間に眠れず、昼夜の生活リズムに狂いが生じる

●せん妄
ふだんの状態よりも、興奮したり、活動が低下したりする。独り言を言う

中核症状

●記憶障害
最近のことを覚えていられない。また思い出すことができず、生活に支障をきたす

●理解力・判断力の障害
考える速度が遅くなる。今までできていた行為を忘れる

●実行機能障害
計画や段取りして行動することができない

●見当識障害
現在の時間や場所、人との関係性、人の顔などがわからなくなる

● 中核症状は、認知症を発症したすべての人にあらわれます。
また、進行性で、基本的にもとの状態に戻ることはありません。

● BPSDの症状は、個々の性格や生活歴、環境などによって、あらわれ方が異なります。
また、すべての症状があらわれるわけではなく、ある人は徘徊、別なある人は幻覚やせん妄が多いというように、あらわれ方も異なります。

認知症もどきは改善できる

現在の医療では認知症についてはまだわからないことが多く、有効な治療法も確立していません。ですから、「認知症です」と診断された方は、根本治療を考えるよりは、進行を遅らせる方法や、介護について検討される方もいらっしゃるでしょう。

認知症と、認知症もどきのもっとも大きな違いは、認知症が進行性で基本的に治らないのに対して、認知症もどきは治療によって改善する可能性があるという点です。

たとえば、うつ病による場合は、うつ病を治療することによって認知機能も改善します。てんかんも有効な治療法があり、発作をかなりコントロールできます。その他の病気、脳や神経の疾患や外傷、聴覚など感覚の衰えがある場合でも、認知症の症状のように見えることがあります。しかしいずれの場合でも、おおもとの原因に気づくことができれば有効な手立てがあるケースは多いのです。

また認知症もどきとは異なりますが、認知症には、軽度認知障害（ＭＣＩ：Mild Cognitive Impairment、31ページ）という前段階があります。認知症と診断されるほどではないものの、認知症と同じメカニズムで脳の異変が始まっている状態です。ほうっておけば認知症へ進行していくことが多いのですが、このＭＣＩの段階で有効な治療を行うと認知機能が回復するケースもあります。

認知症と認知症もどきの違い

	認知症	認知症もどき
もっとも大きな違い	進行性 （基本的には、もとの状態に戻らない）	可逆性 （治療などでもとの状態に戻る）
進行の仕方	中核症状は、ゆっくりと進行して、基本的にはもとの状態に戻らない。 BPSD（行動・心理症状：周辺症状）のあらわれ方には、個人差があるが、主に初期、中期にあらわれる。	認知症の症状のもととなる原因を取り除いたり、病気の治療を行うことで、数ヵ月程度で落ち着くケースもある。
認知症の症状があらわれる原因となる病気	アルツハイマー型認知症、レビー小体型認知症、脳血管性認知症など（24ページ）。	うつ病、てんかん、せん妄、一過性全健忘など、第２章で紹介している病気。
記憶障害に対する意識、行動	とくに最近あったことを忘れるという短期記憶の障害が出る。また、忘れたこと自体を忘れてしまう。このことを、最初は周囲に指摘されて不安を感じるが、病気が進行すると、あまり気にする様子がなくなる。	記憶障害に注意力障害が関わっていたり、こちらの方が目立つケースもある。不安や焦燥などメンタル面の問題を伴いやすい。
治療薬の作用	中核症状に対しては、認知症の進行を遅らせる薬であるドネペジル（37ページ）などを使用する。 BPSD（行動・心理症状：周辺症状）については、原因となるストレスを取り除いたり、それぞれの症状を抑えることを目的とした薬が処方されるケースが多い。	各種の薬剤や精神療法、場合によっては手術が検討されることもある。

認知症の進行過程

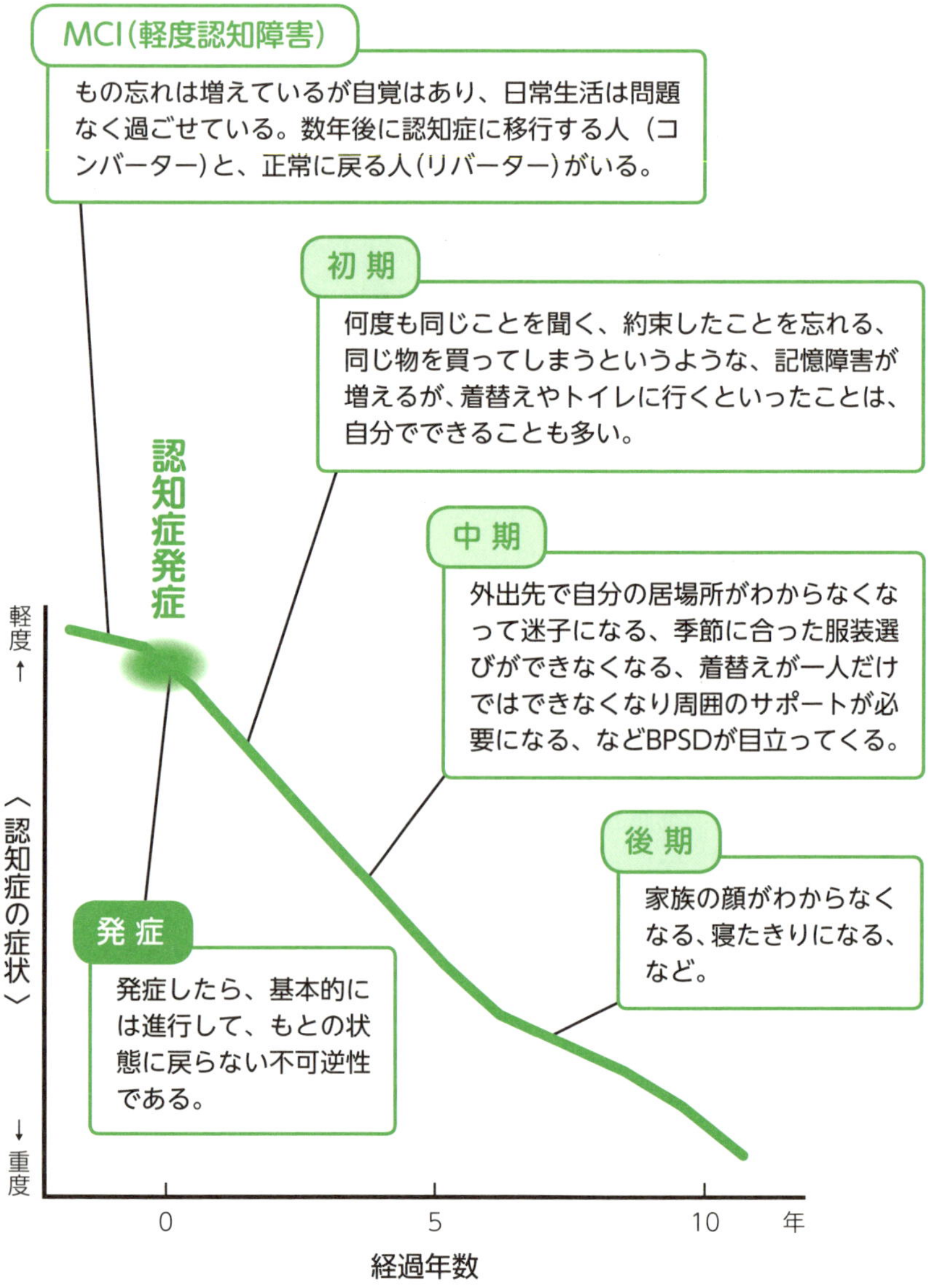
MCI（軽度認知障害）
もの忘れは増えているが自覚はあり、日常生活は問題なく過ごせている。数年後に認知症に移行する人（コンバーター）と、正常に戻る人（リバーター）がいる。
初期
何度も同じことを聞く、約束したことを忘れる、同じ物を買ってしまうというような、記憶障害が増えるが、着替えやトイレに行くといったことは、自分でできることも多い。
認知症発症
中期
外出先で自分の居場所がわからなくなって迷子になる、季節に合った服装選びができなくなる、着替えが一人だけではできなくなり周囲のサポートが必要になる、などBPSDが目立ってくる。
後期
家族の顔がわからなくなる、寝たきりになる、など。
発症
発症したら、基本的には進行して、もとの状態に戻らない不可逆性である。
軽度
重度
〈認知症の症状〉
0
5
10
年
経過年数

コラム

認知症の前段階にあるMCI

受診して、認知症ではないと診断されたものの、だからといって正常とは言い切れない、いわゆる「グレーゾーン」の段階がMCIです。MCIの定義は、次の通りです

・もの忘れは多いが、本人に自覚がある
・日常生活は問題なく過ごせている
・記憶の低下以外は、全般的に正常である
・年齢、教育レベルの影響だけでは説明できない記憶障害がある
・認知症ではない

脳の外傷や脳疾患などが原因の場合以外は、認知症はある日突然発症するわけではなく、前段階に必ずMCIがあります。MCIから認知症に移行するケースを「コンバーター」、経過観察の結果、正常に戻っているケースを「リバーター」といいます。リバート（正常に戻る）するのは約2割5分で、逆に4年たつと半分の方が認知症にコンバート（移行）します。MCIの段階で、適切な対処を行うことで認知症への移行を食い止めたり、認知機能を回復させることが可能だと考えられています。

認知症もどきとは？

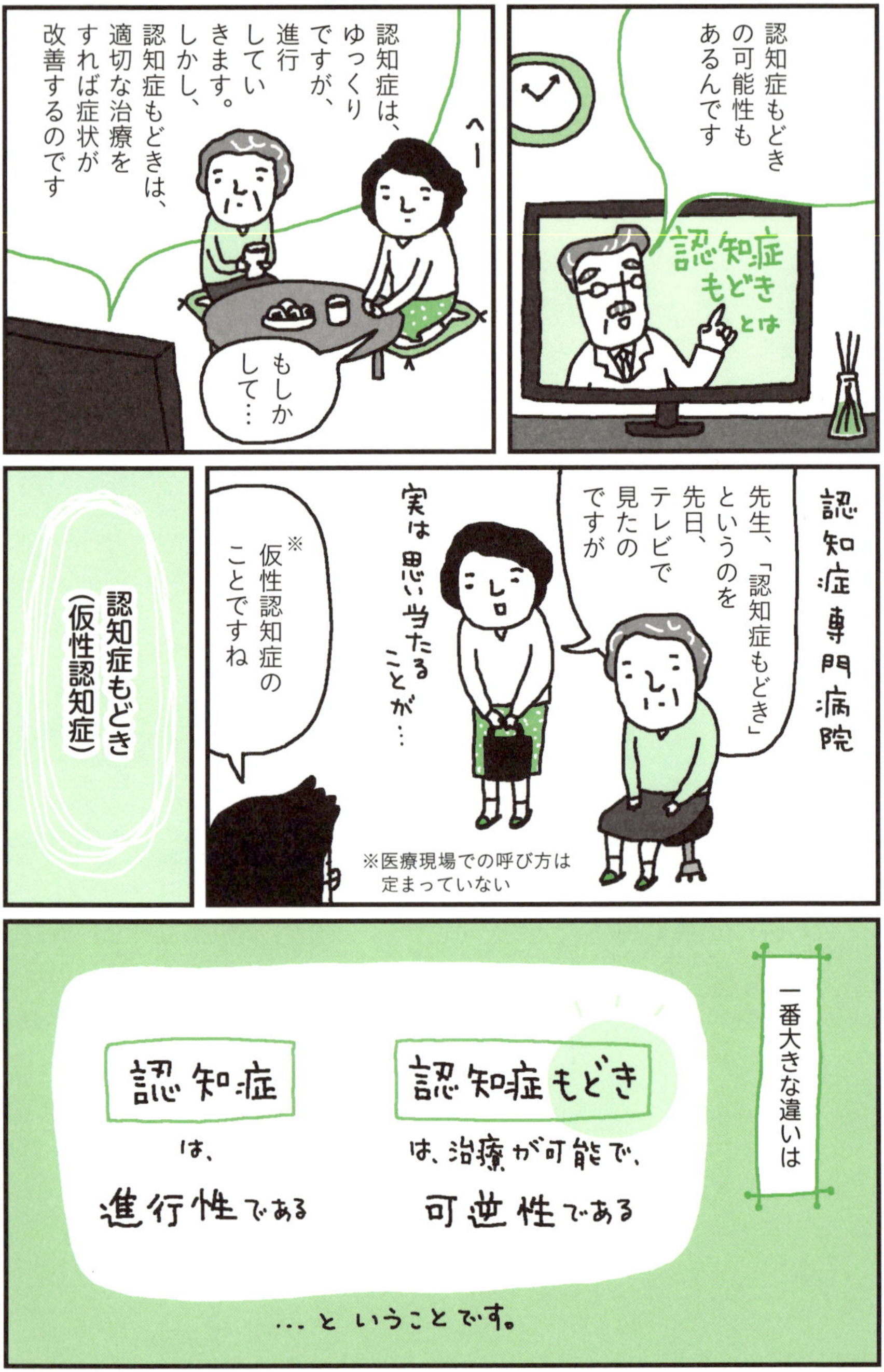
認知症もどきの可能性もあるんです
認知症もどきとは
認知症は、ゆっくりですが、進行していきます。しかし、認知症もどきは、適切な治療をすれば症状が改善するのです
へー
もしかして…
認知症専門病院
先生、「認知症もどき」というのを先日、テレビで見たのですが
実は思い当たることが…
※仮性認知症のことですね
※医療現場での呼び方は定まっていない
認知症もどき（仮性認知症）
一番大きな違いは
認知症は、進行性である
認知症もどきは、治療が可能で、可逆性である
…ということです。

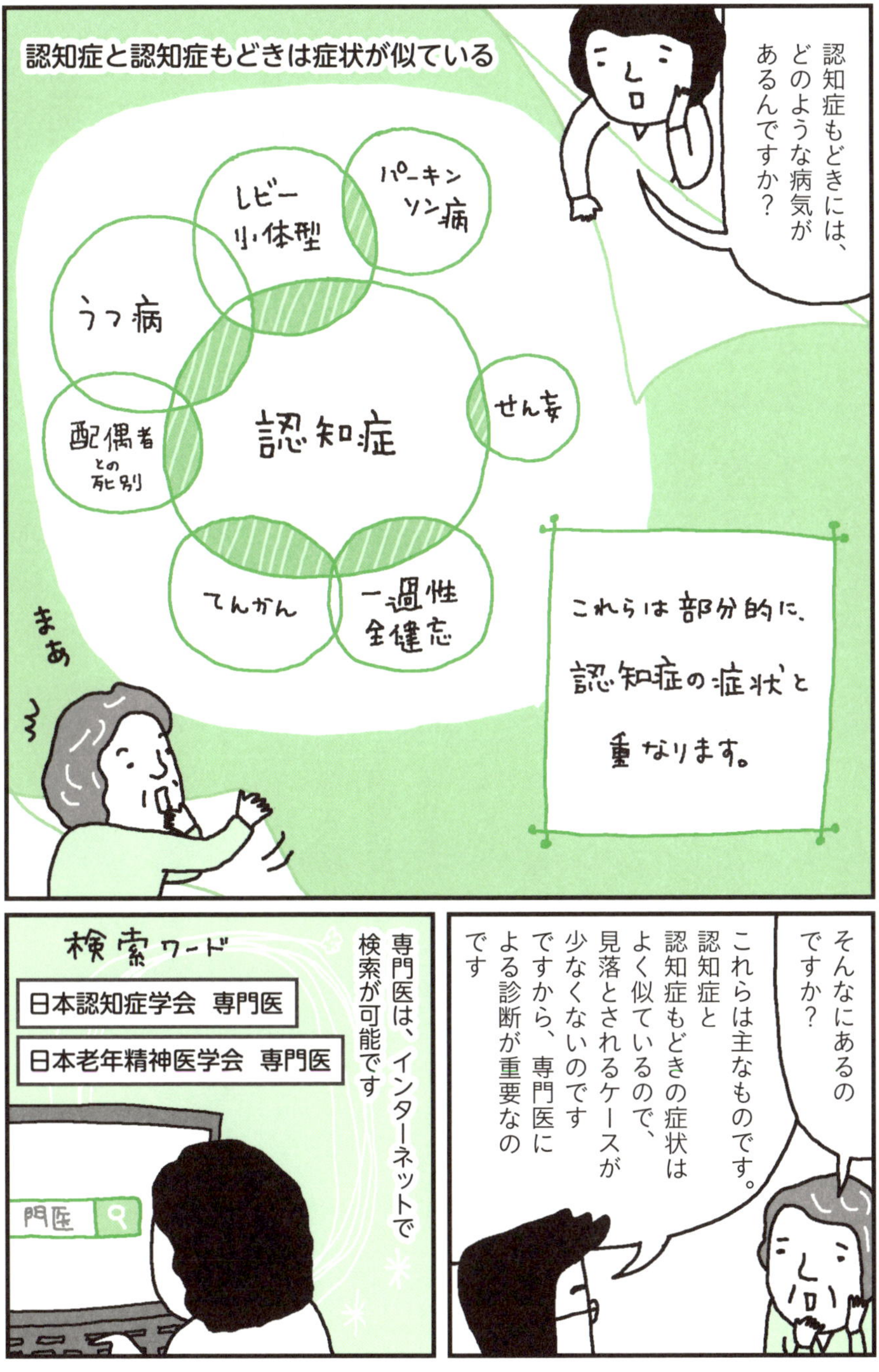

認知症と認知症もどきは症状が似ている
認知症もどきには、どのような病気があるんですか？
パーキンソン病
レビー小体型
うつ病
配偶者との死別
認知症
せん妄
てんかん
一過性全健忘
まあ
これらは部分的に、認知症の症状と重なります。
そんなにあるのですか？
これらは主なものです。認知症と認知症もどきの症状はよく似ているので、見落とされるケースが少なくないのです
ですから、専門医による診断が重要なのです
専門医は、インターネットで検索が可能です
検索ワード
日本認知症学会　専門医
日本老年精神医学会　専門医
門医

認知症は他の病気とも影響しあう

基本的に認知症は高齢者に多い病気です。高齢となれば、認知症以外にも、心疾患、糖尿病、がんなど、なんらかの病気を合併している人も少なくありません。

たとえば糖尿病は、有病者数が1000万人を超え（平成28年 厚生労働省「国民健康・栄養調査」）非常に多い病気です。

糖尿病には、さまざまな合併症がありますが、認知症を合併しているケースも多く、こうしたケースでは治療の自己管理が難しくなるという問題があります。

糖尿病の治療は患者さん自身の役割が大きいのに、認知症があることで、正しく治療薬を使ったり、食事療法、運動療法を行うことが難しくなるからです。認知症になると感覚が鈍ることもあり、体調の変化にも気づきにくくなります。他の合併症や、感染症の症状も知覚しにくくなるため家族や医療者にそれを訴えることもできません。

このように認知症が合併することによって、本来治療できたかもしれない病気についても治療が難しくなったり、悪化させてしまったりすることが起きてしまいます。

高齢者の治療に関しては、それが正しく行えるか、認知症や認知機能の低下による影響はないか検討することが欠かせません。

認知症と他の病気が合併すると治療が難しくなってしまうことが

● 認知症と糖尿病の合併例

認知症　糖尿病

毎日のまなければいけない糖尿病の治療薬があるのに…

↓

認知症によって忘れる

↓

糖尿病の病状が悪化する

↓

認知症によって
その状態を自身で認識できず
周囲に訴えることがない

↓

糖尿病の病状が悪化して、
体調不良となり、
認知症のBPSDがあらわれ
やすくなる

認知症治療の基本

認知症の治療は、薬物療法とそれに並行して行う非薬物療法が基本となります。

薬物療法では、アルツハイマー型認知症の記憶障害の進行をゆるやかにする薬が中心となります。アルツハイマー型認知症の治療薬としては、現在アセチルコリンエステラーゼ阻害《そがい》薬（ドネペジルなど）とＮＭＤＡ受容体拮抗《きっこう》薬があります（37ページ）。また、その他にＢＰＳＤを落ちつかせるために抗精神薬や抗うつ薬、漢方薬の抑肝散《よくかんさん》などの治療薬を用いることがあります。

非薬物療法は、文字通り薬物療法以外の治療法ですが、運動療法、回想法《かいそうほう》、リアリティ・オリエンテーション、音楽療法などの精神・心理療法を中心に、さまざまな種類があります。かかっている医療機関によっても違いがあります。

運動療法というのは体操などを行って体を動かし、身体機能を高めたり、回復を促す他、血行を促進したりストレスを解消したりする治療法です。

回想法とは、認知症による記憶障害の「比較的最近の記憶が失われるが、昔の記憶は失われにくい」という特徴を利用した治療法です。昔の雑誌や音楽などを使って当時のことを思い出すことで、脳を刺激し活性化したり、意欲を高めることを目的としています。ふさぎがちだった患者さんが、これをきっかけに昔の話をしてくださる姿も見られます。

リアリティ・オリエンテーション（現実見当識訓練《げんとうしきくんれん》）は、認知症の見当識《けんとうしき》障害の改善を目的に、グループで話し合ったり、ふだんのコミュニケーションのなかで今日の日付、天候、食事内容などを話題にし、現実を認識する機会をもつトレーニングです。

残っている機能を活かしながら、活動を活発にし、他の人と楽しくコミュニケーションをとることは、認知症の進行を予防したり、患者さんのメンタル面を良好に保つことに役立つでしょう。

認知症の治療薬

薬剤名	ドネペジル	ガランタミン	リバスチグミン	メマンチン
商品名	●アリセプト	●レミニール	●イクセロンパッチ ●リバスタッチパッチ	●メマリー
作用	コリンエステラーゼ阻害薬 病気によって脳内の神経伝達物質（アセチルコリン）が少なくなることで、記憶力が低下すると考えられているので、アセチルコリンを増加させて、記憶障害の進行を遅らせる働きをする。			NMDA受容体拮抗薬 過剰なグルタミン酸刺激から神経細胞を保護する。
特徴	多くのアルツハイマー型、レビー小体型認知症の人に処方される薬。軽度から重度までの人に用いられる。 比較的穏やかなタイプのアルツハイマー型認知症、レビー小体型認知症などで用いられる。	軽度、中等度のアルツハイマー型認知症の人に用いられる。 比較的穏やかなタイプの認知症で用いられる。	貼り薬で、経口服用を嫌がる場合にも使用できる。軽度、中等度の人に用いられる。	左記3つの治療薬と併用することができる。認知機能悪化を防ぐとともに、徘徊や興奮の予防・改善作用も認められている。 中等度、重度の人に用いられる。
形状	錠剤、OD錠※1、細粒、ゼリー、ドライシロップ※2	錠剤、OD錠、内用液	貼付剤	錠剤、OD錠
投与回数	1日1回	1日2回	1日1回	1日1回
主な副作用	吐気、嘔吐、下痢など	吐気、嘔吐など	皮膚症状（かゆみ）	めまい、頭痛、便秘、眠気など

2018年11月現在

※1　OD錠（口腔内崩壊錠：Orally Disintegration）：水がなくても、口の中に入れると唾液ですぐ解ける製剤。
※2　ドライシロップ：細かい粒の状態で、そのままでも水に溶かしてものめる。

認知症の誤診は珍しくない？

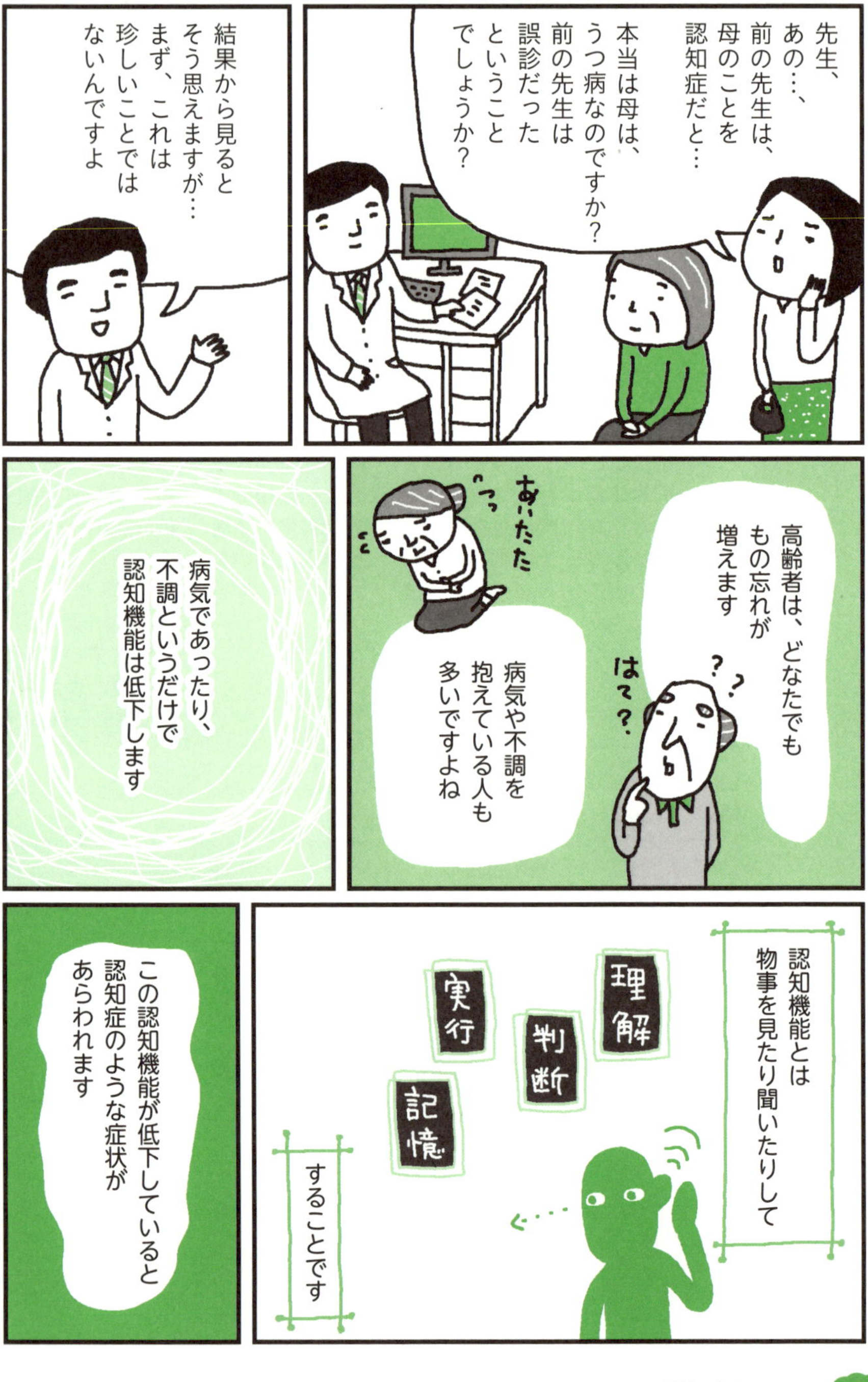

先生、あの…、前の先生は、母のことを認知症だと…
本当は母は、うつ病なのですか？前の先生は誤診だったということでしょうか？
結果から見るとそう思えますが…まず、これは珍しいことではないんですよ
高齢者は、どなたでももの忘れが増えます
あいたた
はて？？
病気や不調を抱えている人も多いですよね
病気であったり、不調というだけで認知機能は低下します
認知機能とは物事を見たり聞いたりして
理解
判断
実行
記憶
することです
この認知機能が低下していると認知症のような症状があらわれます

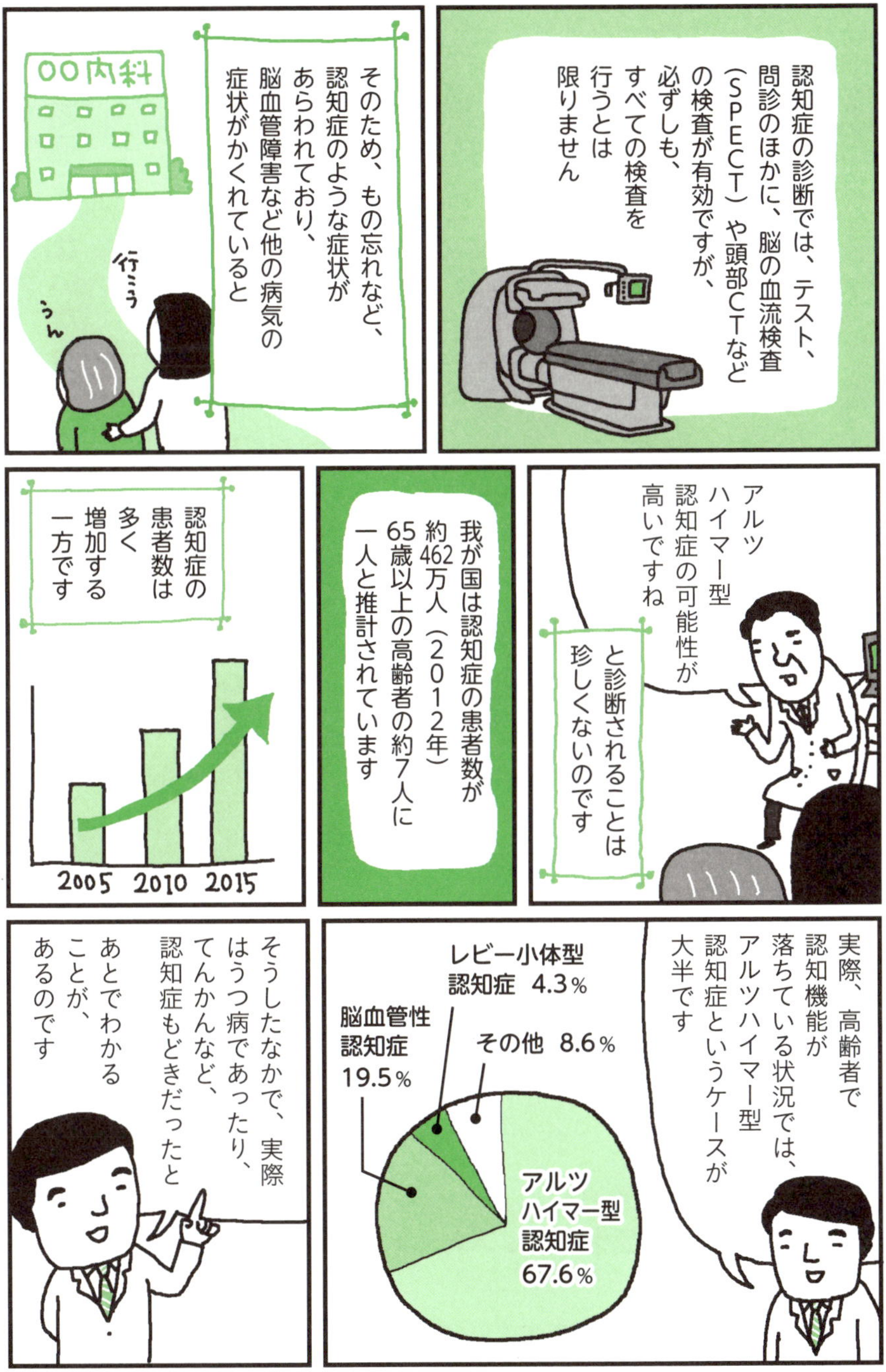

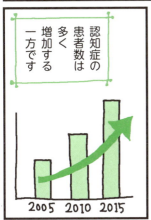

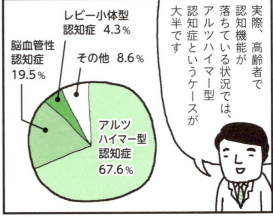

認知症の診断では、テスト、問診のほかに、脳の血流検査（SPECT）や頭部CTなどの検査が有効ですが、必ずしも、すべての検査を行うとは限りません
○○内科
そのため、もの忘れなど、認知症のような症状があらわれており、脳血管障害など他の病気の症状がかくれていると
行こう
うん
アルツハイマー型認知症の可能性が高いですね
と診断されることは珍しくないのです
我が国は認知症の患者数が約462万人（2012年）65歳以上の高齢者の約7人に一人と推計されています
認知症の患者数は多く増加する一方です
2005
2010
2015
実際、高齢者で認知機能が落ちている状況では、アルツハイマー型認知症というケースが大半です
レビー小体型認知症 4.3％
脳血管性認知症 19.5％
その他 8.6％
アルツハイマー型認知症 67.6％
そうしたなかで、実際はうつ病であったり、てんかんなど、認知症もどきだったとあとでわかることが、あるのです

認知症じゃないかも？　と思ったら

ここまで認知症の症状やその特徴、治療法について見てきました。

病院で認知症と診断されれば、多くの場合は本当に認知症でしょう。ですが、認知症と診断された方のなかにも、認知症のようで認知症ではない、治療可能な（治療が必要な）他の病気であるケースがあること、または認知症に合併して他の病気が潜んでいるケースがあることを知っておいていただきたいと思います。また、なぜ認知症の診断が難しいのかということもご説明しました。第2章で認知症と間違われやすい病気それぞれについてご説明していきます。それをご覧いただくと、その理由もご理解いただけるのではないかと思います。

ですが、正しい診断がなければ、正しい治療もありません。

身近な患者さんで思い当たる症状がある場合は、一度専門医に相談してみることをお勧めします。

専門医

「日本老年精神医学会」

高齢者のこころの病と認知症に関する専門医検索

http://www.rounen.org

「日本認知症学会」

全国の認知症専門医リスト

http://dementia.umin.jp/g1.html

第2章

認知症と間違われやすい病気

認知症と間違われやすい病気

認知症と似た症状があらわれる高齢者に多い病気

第2章では、認知症と間違われやすい病気、「認知症もどき」について、その特徴や認知症との違いについて紹介します。

認知症と症状が似ていて、高齢者に多い病気として代表的なものはうつ病、てんかん、老年期精神病などです。また、他の病気の治療に使っている薬の副作用が認知症の症状のように見えることもあります。さらに脳の病気や神経の病気、また頭部のけがが関わっているケースもあります。

これらのなかには早めに正しい対処をしないでいると、症状が進行してしまい、より深刻な事態を惹き起こすものもあります。また一方で、有効な治療を受けられれば症状が改善するケースも少なくありません。

劇的に改善するものばかりとはいえませんが、治癒の可能性を見過ごさないことが大切なのです。

では、次ページから代表的な「認知症もどき」についてそれぞれ見ていきましょう。

うつ病

うつ病は、認知症と間違われやすい病気の中でもっとも多いものです。若い人の病気と思われがちですが、高齢者にも非常に多い病気です。正式な病名ではありませんが、65歳以上の方がかかるうつ病を、若い人のうつ病とは区別して、「老年期うつ病」、または「老人性うつ病」と呼んでいます。

老年期うつ病の原因と特徴

うつ病の症状は、脳内の神経伝達物質であるセロトニン、ノルアドレナリン、ドパミンなどが減少したり、働きが悪くなることで起きると考えられています。過剰なストレスや過労などがきっかけとなって発症します。普通は気分が落ち込んでも、しばらくすると回復しますが、うつ病の場合は時間がたっても回復せず、悪化してしまうこともあります。

高齢になるにつれて人間的には円熟し、少しのことでは動揺しないという期待がありますす。ところが実は若い時期に比べるとストレスに対する耐性が低くなっていて、ちょっとした出来事からも精神状態に影響を受けてしまう傾向があります。このストレス耐性が低下しているところへ、高齢者ならではのストレス、たとえば体力の衰え、病気、離職、離別、経済的な不安など…、これらが重なってしまうと、うつ病リスクは高まります。

老年期うつ病は、発症に関して健康状態の影響が大きいことが特徴です。体力の衰えや病気による「周りに迷惑をかけてしまう」「この先、もっと悪くなるのでは」といった悩みが不安や焦燥感となり、うつ病を招いてしまいがちです。ですから健康状態の悪化により、うつ病リスクも高まります。

老年期うつ病と認知症

うつ病の主な症状は気分がふさぐ、意欲がわかない、物事への興味や関心が薄れるなどの精神症状が基本です。さらに眠れない、疲れやすい、頭痛、めまい、肩こり、吐き気、しびれ、耳鳴りなどの身体症状もあらわれます。

ぼーっとして集中力を欠いている様子が認知症のように見えることがあります。アルツハイマー型認知症の他、レビー小体型認知症の初期症状とも似ています。レビー小体型認知症は不安感、焦燥感《しょうそうかん》、心気《しんき》症状などの精神的な症状で始まることがあり、この段階ではうつ病やその他の精神疾患と間違えられがちです。症状からうつ病と認知症を見分けることは簡単ではなく、時間がたって症状が進行してから初めて診断がつくケースも少なくありません。

病理学的に鑑別するためには、大学病院など、ある程度設備が整った施設でCT、MRI、

SPECTなどの脳機能画像検査、脳波検査などが必要となります。レビー小体型認知症の場合は、SPECTで後頭葉の血流低下が見られます。

うつ病の症状が悪化すると食欲、気力が衰え、思考力、判断力も低下します。消えてしまいたい、死んでしまいたいなどと考えるようになることもある深刻な病気です。

老年期うつ病では、若い人のうつ病に比べて身体症状が多い傾向があります。若い人のうつ病でも身体症状があらわれることは珍しくありませんが、高齢者の場合は、精神症状より身体症状が目立つ点が特徴です。こうした症状で内科を受診したものの原因がわからず、長期間うつ病を見過ごされてしまうケースもあります。

うつ病と認知症は相互に関係が深い病気で、うつ病を発症している人は、認知症に移行するリスクが2倍にもなるというデータもあります。

また、うつ病も認知症も、体重の減少が見られる場合があります。認知症の人は、数ヵ月から1年程で、うつ病の人は、1〜3ヵ月程のうちに数キロから十数キロ程度痩せることさえあります。いずれにしても高齢者の体重が急に減ってきたら注意が必要です。

妄想もよく見られる共通の症状です。認知症による妄想は「大事なものを盗まれた」という物盗《ものと》られ妄想が知られていますが、うつ病の妄想は「悪いことが起きるに違いない」「お金がなくなってしまう」といった悲観的なものが多いことが特徴です。

物忘れにも違いがあります。うつ病による物忘れは、なにか不安なことや気がかりなことがあり、それに気をとられて起こります。「ついさっきのできごとを忘れてしまった」と、忘れたことをとても気に病み、「自分は認知症かしら」などと不安を漏らします。

一方、認知症による物忘れは、脳の記憶機能の問題です。「あれ、なんだっけ」はまだ軽いうちで、進行すると忘れたこと自体を忘れてしまいます。ですから、進行するにつれてうつ病の人のようにもの忘れを気に病むことは減っていきます。

また、認知症の検査を行うと、アルツハイマー型認知症の方は、医師の前ではふだんよりもはきはきした受け答えをする傾向があり、ご家族がびっくりすることもあります。覚えていないことがあってもその場を取り繕おうとしたり、周囲の人に助けを求めたり、しっかりして見えます。

それに対してうつ病の場合は、自信がなさそうな態度の方が多く、答えに困ると「こんなこともわからないなんて」と自分を責めてしまいます。

血管性うつ病

脳梗塞など脳の血管の障害によって、うつ病の症状があらわれるケースもあります。これを「血管性うつ病」といいます。

脳梗塞などが発症して脳の血管が詰まることで、脳の神経細胞がダメージを受け、脳機能に影響が生じます。大きな血管がつまると生命に関わることもありますが、脳深部の細

うつ病の症状

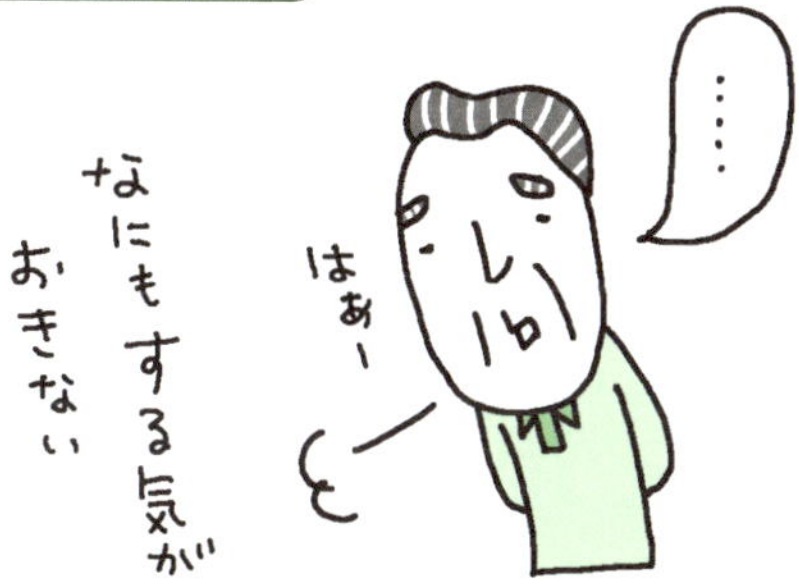

気分の落ち込み、意欲の低下などの精神症状と、身体的な不調の2つがあらわれる。

老年期うつ病と認知症の主な相違点

	老年期うつ病（老人性うつ）	認知症
もの忘れの自覚	ある	あまりない
もの忘れに対する対応	忘れたことを気にして、周囲に訴える。	忘れたこと自体を忘れる傾向があるので、病気が進行するにつれて気にしなくなる。
初期の症状	頭痛など身体の症状を訴える。	おもに記憶障害があらわれる。
気分の落ち込み	ある	少ない
妄想	心気妄想、被害妄想、貧困妄想などがある。	もの盗られ妄想
食欲	ないことが多いが、個人差がある。	初期は食欲があることが多いが、個人差はある。
薬の作用	抗うつ薬が有効。	あまり作用しない。
脳の画像検査の結果	正常	なんらかの異常がみられる。

い血管で起こるラクナ梗塞（無症候性脳梗塞）は、本人も気づかないことがあります。症状は、記憶力の低下、意欲の低下、睡眠障害など、基本的にうつ病や認知症と似ています。この他に頭痛やめまい、手足が動かしにくい、発語しにくいなどの症状があらわれることもあります。また、急に症状が悪化したり、日によって違ったりすることも特徴です。

障害が起きている脳の領域によって症状が異なります。記憶に関わる領域がダメージを受けている場合では、記憶障害がはっきりあらわれますが、それ以外の、たとえば判断力などはある程度保たれていたりします。これは「まだら認知症」と呼ばれることもあります。

気づきにくい血管性うつ病ですが、疑いをもったらすみやかに受診します。診断は頭部CT検査でつきます。

治療は、血管障害の再発防止が中心になります。動脈硬化や生活習慣病の改善、とくに血圧のコントロールが重要です。

うつ病の治療法

原因となるストレスがわかっている場合は、それらをなるべく取り除きます。環境を整え、生活しやすい環境を整えることも大切です。同時に気晴らしになるようなことをしたり、周囲の人とのよいコミュニケーションの機会を増やしたりしていきます。

それで改善しない場合は、薬物療法と精神療法などを行います。

薬物療法は、SSRI（選択的セロトニン再取り込み阻害薬）、SNRI（セロトニン・ノルアドレナリン再取り込み阻害薬）などの抗うつ薬が中心で、この他に従来型の薬剤もあります。脳内の神経伝達物質であるセロトニンやノルアドレナリンを増やすことで、脳の機能を高めます。通常、のみ始めて2週間から1ヵ月ほどで効果をあらわします。

この他に不安感が強いケースでは抗不安薬、不眠を訴えるケースでは睡眠導入薬などを用います。高齢者では持病がある場合も多いため他の薬とののみ合わせ（相互作用）や副作用などに注意します。

精神療法は、ネガティブな思考パターンを改善する認知行動療法などがよく用いられます。

うつ病の主な治療薬（抗うつ薬）

種類	一般名	主な商品名
SSRI (Selective Serotonin Reuptake Inhibitors)		
	選択的セロトニン再取り込み阻害薬※1) （脳内の神経伝達物質であるセロトニンにのみ作用する薬で、副作用が少なく安全な抗うつ薬とされている）	
	フルボキサミン	ルボックス、デプロメール
	パロキセチン	パキシル
	セルトラリン	ジェイゾロフト
	エスシタロプラム	レクサプロ
SNRI (Serotonin & Norepinephrine Reuptake Inhibitors)		
	セロトニン・ノルアドレナリン再取り込み阻害薬 （脳内の神経伝達物質であるセロトニンとノルアドレナリンの2種類に対してほぼ同じ割合で作用する薬）	
	ミルナシプラン	トレドミン
	デュロキセチン	サインバルタ

※1）再取り込みとは、吸収、分解されてしまうことです。セロトニンが吸収、分解されるのを抑制して、セロトニンを増やす働きをします。

てんかん（てんかん発作症候群）

てんかんの患者数は、日本では100人から200人に1人と推計されるほど非常に身近な病気であるにも関わらず、子どもの病気と思われがちなど誤解の多い病気です。何歳でも初めて発作を起こす可能性があり、高齢者でさらに患者数は増えます。

見逃されやすいてんかん

てんかんというと、突然意識を失い、全身をガクガクと震わせて倒れてしまうような発作（全身けいれん発作）を思い浮かべますが、てんかんの発作は多様です。

とくに高齢になると「数秒程度、意識や記憶がなくなる」「口をもぐもぐさせる」「言葉を発する」「歩き回る」など、周囲の人はもちろん、また本人でさえわからないような発作が多いのです。発作の間は意識がありません。このような発作によって、何事か口走ったり、立ち歩いたりしますが、そのあと何もなかったかのように元の行動を続けたりします。発作がおさまった後、たった今、目の前で起きたことを覚えていないので周囲の人は驚きます。しかも、発作後しばらくは明瞭ではない状態が続きます。

高齢者がこうした症状を見せると認知症が疑われがちです。ですから、後から実はてんかんだったとわかるとたいへん驚かれます。ただし、ご家族に詳しく話を聞くと、認知症のような症状があらわれている間、目がうつろであったり、反応や受け答えが鈍かったりするなど、なんらかの意識障害を思わせる様子が見られたというケースは少なくありません。

てんかんの症状

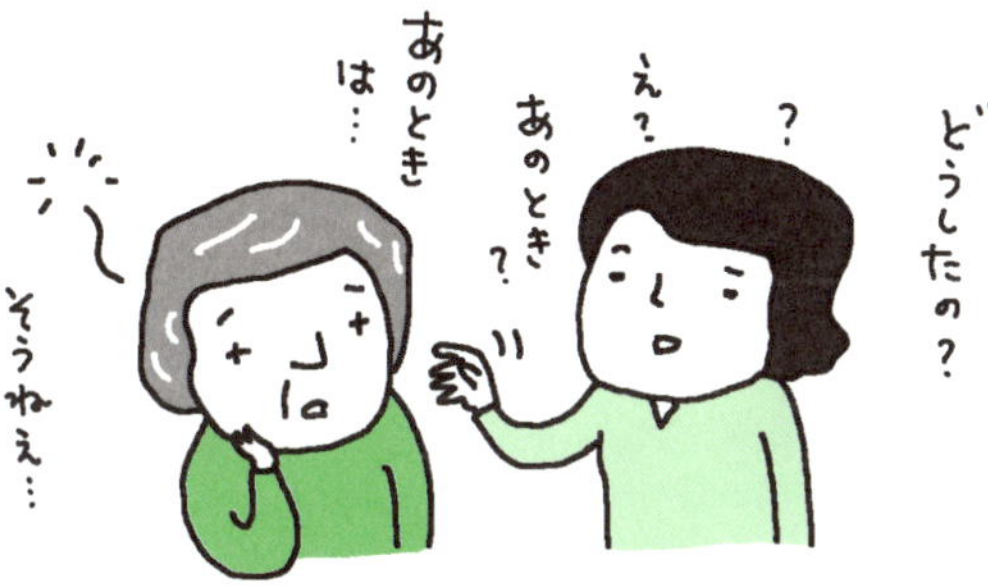
あのときは…
そうねえ…
え？
あのとき？
？
どうしたの？

話の途中などに、数秒から数分程度、ボーッとしていることがあるが、その間のことは覚えていない。

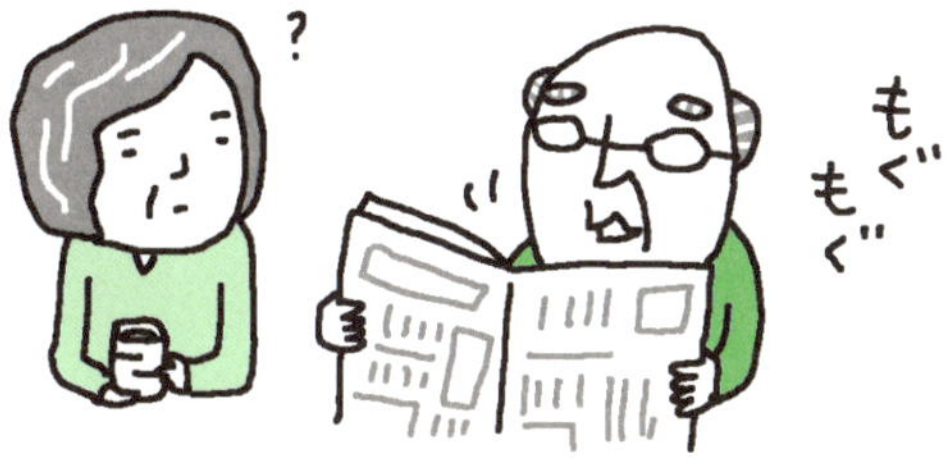
？
もぐもぐ

本人は無意識のまま、口をもぐもぐさせている。高齢者のてんかんの特徴的な症状の一つ。

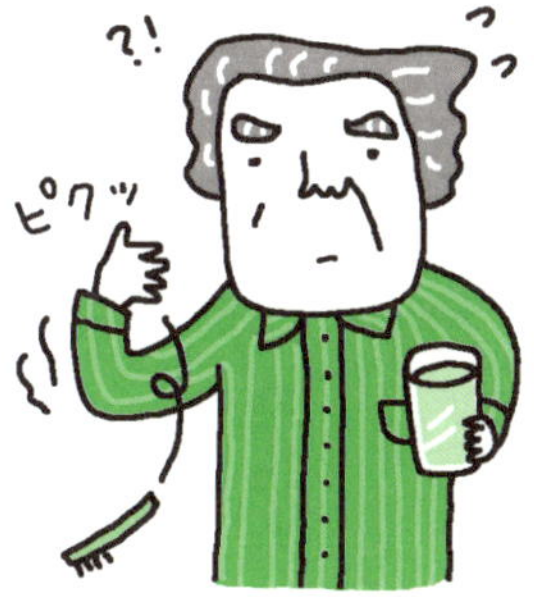
？！
ピクッ

短い時間の発作により、持っているものを落としたりすることもある。

てんかん発作では、よく似たパターンの発作がくり返し起こります。しかも、発作が出ていないときは正常なのが特徴です。このくり返し起こることで、てんかん発作の診断が疑われます。過去にてんかんの経験がある人で、ずっと発作がなく高齢になってから初めての発作の場合では、最初からてんかん治療を開始することもあります。

てんかんはまず発作の原因によって2つに分けられます。脳血管障害、脳腫瘍、頭部の外傷などによって大脳が傷ついたり、圧迫されたりして起こることがあります。このように原因がわかっているものを「症候性《しょうこうせい》てんかん」といいます。これに対して具体的な原因がわからないものを「特発性てんかん」といいます。

てんかんは、さらに発作の種類で2つに分けられます。大脳の領域の一部分に異常が起こる「部分発作」と、大脳の広範囲に異常が起こる「全般発作」です（54ページ）。

そして部分発作は、さらに意識障害の起きない単純部分発作、意識障害を伴う複雑部分発作とに分けられます。

私たちの大脳は、「運動」「思考」「視覚」など、さまざまな役割を担当する領域に分かれています。大脳の神経細胞は、正常時は、情報を伝達する際に電気信号を発しています。この電気信号が、突然異常な活動をすると、脳本来の働きが行われなくなったり、その働きが過剰になったりします。てんかん発作はこの電気信号の異常な活動によるものと考えられます。

高齢者に多いてんかん

てんかんは、子どもの頃から発症しているというケースもありますが、高齢になってから初めてあらわれるケースも珍しくありません。

高齢者のてんかんで多いのは、原因疾患がはっきりわかる「症候性《しょうこうせい》てんかん」で、約70%を占めています。高齢になると脳血管障害（脳卒中、脳出血、くも膜下出血、脳梗塞《のうこうそく》など）や脳腫瘍《のうしゅよう》などに罹患《りかん》する割合が増えるためでしょう。高齢者には、症候性てんかんのなかの「側頭葉《そくとうよう》てんかん」が多く、次に多いのが「前頭葉《ぜんとうよう》てんかん」です。脳梗塞や脳出血を発症した65歳以上の人が、てんかんを起こすリスクは50~75%です。

発作の種類で多いのは、「複雑部分発作」で、短時間の意識障害が生じるタイプです。無意識に歩き回る、口をもぐもぐさせる動作（自動症）もよく見られる症状です。一日に何度も発作をくり返すこともよくあります。

一般にてんかんだと気づかれやすい全身のけいれんを起こすことはまれです。それだけに複雑部分発作を見ても、てんかんの症状だとはわからない人のほうが多いでしょう。

発作の最中は意識がありませんので、その間の記憶もありません。また、発作後しばらくは意識がはっきりしません。そのため、記憶が断片的になってしまうことも認知症と間違えられやすい一因です。

てんかんの発作のタイプ

部分発作

大脳の領域の一部が興奮状態になって起こるてんかん発作

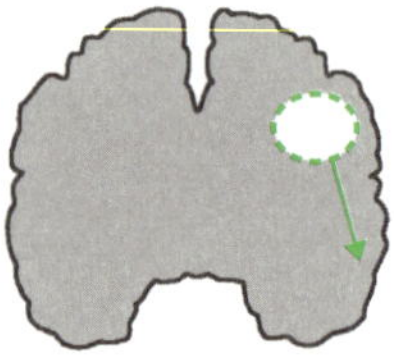

異常放電

■単純部分発作

●運動発作（運動機能の障害があり、発作の起こっている間も意識がある）

症状：顔、手、足などが突然硬直（強直《きょうちょく》発作）、ガクガクふるえる（間代《かんたい》発作）、手足のつっぱりなど

理由：運動を司る脳の領域（運動野）で異常な電気興奮が起こっているために起こる

●自律神経発作

症状：胃のむかつきなど

●感覚発作

症状：知覚、視覚、聴覚、嗅覚などの異常やめまい

●精神発作

症状：記憶障害、不安感、恐怖感がある

■複雑部分発作

高齢者に多いのは複雑部分発作

意識：発作が起こる間、発作後など、もうろう状態になって意識がない

症状：無意識に、口をもぐもぐさせるなどの症状（自動症）がある

全般発作

大脳の領域の全体が興奮状態になって起こるてんかん発作

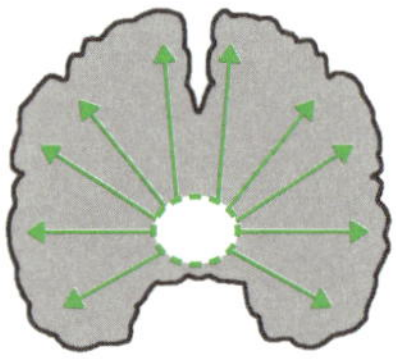

異常放電

■全般発作

1. 強直間代《きょうちょくかんたい》発作
   自然睡眠といって、30分から1時間程度の眠りに入ることがあり、もうろう事故などの可能性がある。全身のこわばり、けいれんなども起こり、意識を失うことがある。
2. 脱力発作
   力が抜けて立っていられなくなり、意識を失うことがある
3. 失神発作
   意識がはっきりしない、意識を失うことがある
4. ミオクロニー
   一部の筋肉が瞬間的にぴくっと動く。意識障害はない

てんかんの原因の分類（てんかん症候群の分類）

原因／発作のタイプ	特発性 脳内に具体的な原因（病変など）が見当たらず、脳の過敏性の高さが原因となるてんかん	症候性 脳血管障害、外傷、脳腫瘍、認知症など、脳内に原因があるてんかん
部分発作	■特発性部分てんかん ▶小児期に多い傾向がある ●中心、側頭部に棘波《きょくは》をもつ良性小児てんかん（ローランドてんかんとも呼ばれる） ●後頭部に突発波をもつ小児てんかん など ●良性後頭葉てんかん	■症候性部分てんかん （症候性局在関連てんかん） ▶年齢を問わず、発症する可能性がある ●側頭葉てんかん ●前頭葉てんかん ●頭頂葉てんかん ●海馬硬化を伴う内側側頭葉てんかん ●ラスムッセン症候群 ●片側けいれん片麻痺てんかん ●コシェフニコフ症候群
全般発作	■特発性全般てんかん ▶小児期から若年期に多く、25歳以上の発病は少ない傾向がある ●乳児良性ミオクロニーてんかん ●小児失神てんかん ●若年失神てんかん ●若年ミオクロニーてんかん ●覚醒時大発作てんかん など	■症候性全般てんかん ▶新生早期から乳児期に発症する傾向がある ●ウエスト症候群 ●レノックス・ガストー症候群 ●ミオクロニー失立てんかん ●ミオクロニー失神てんかん ●早期ミオクロニー脳症 など

高齢者に多いのは
側頭葉てんかん（約70%）
前頭葉てんかん（約10%）
●側頭葉てんかんには短期記憶の障害があらわれる

てんかんと認知症の主な相違点

	高齢者のてんかん	認知症
もの忘れ	話の途中に数秒から数分程度、意識がなくなることがあるが、その前後のことは覚えていて、それ以外は正常である → 一過性全健忘（79ページ）の忘れ方と似ている。	出来事をまるごと忘れて、忘れたこと自体を思い出すことができない。
もの忘れに対する対応	一部分の記憶がないことには気づくことがあり、あれは何だったのかと不安に思うことがある。	忘れたこと自体を忘れる傾向があるので、進行するにつれて気にしなくなる。
脳の検査	脳波検査にあらわれる。	病気によって、MRI、SPECTなどでなんらかの所見がある場合もある。
症状のあらわれ方	１日の中で、症状があらわれるときと、あらわれないときがある。	レビー小体型認知症では、症状に日内変動が見られる。それ以外の認知症では、進行状況に応じて、症状があらわれ、一日のうちで変動することはあまりないことが多い。
特徴的な症状	本人が無意識のまま、体の一部が動いたり、口をもぐもぐさせることがある（自動症）。	自動症はあまりなく、幻覚や妄想などの症状があらわれる。
その他	症候性の側頭葉てんかんが多い。この症状は、ごく短い時間の記憶障害や、自動症があるが、てんかん発作が出ていないときは正常である。	記憶障害、見当識障害などの中核症状は、認知症の人のほとんどにあらわれて、基本的に進行する。

認知症とてんかん

認知症と間違われやすいてんかんですが、認知症の症状としても起こります。なんと、アルツハイマー型認知症の患者さんの約20％がてんかん発作を併発するともいわれます。

認知症の人に多くあらわれるのは、「側頭葉てんかん」で、大脳の側頭葉にある海馬《かいば》の変性で起こります。本人に自覚なく無意識に体が動く自動症は側頭葉てんかんの特徴でもあります。睡眠時にも症状があらわれます。手足を動かしたり、夢を見て大声で叫んだりすることで、睡眠が妨げられて困っているケースもよく聞かれます。認知症にも睡眠障害が見られるので、この点も間違われやすいところです。

てんかんの発作はあまり長い時間続くことは少なく、多くは数十秒から長くても数分です。しかし、てんかん重積《じゅうせき》といって、発作が頻繁に起こりすぎて絶え間なく続く状態になることがあります。これが脳に傷害を及ぼすこともあります。てんかん発作が5～10分以上続いた場合はてんかん重積と判断します。

てんかんの治療法

てんかんの治療は薬物での治療が基本となります。発作を起こしやすいてんかんという状態は変えることができませんが、抗てんかん薬を適切に利用することで80～90％の患者さんで発作が抑えられます。

高齢者は少量の使用でも効果が得られやすいのですが、副作用も出やすい傾向があります。少ない処方量から治療を開始し、副作用などに注意しながら治療を進めます。副作用では眠気、ふらつき、混乱・興奮といった精神症状などが見られます。認知機能が低下したり、運動機能、言語能力に影響があらわれる場合もあります。体質によっては湿疹などの皮膚症状があらわれることもあります。また、カルバマゼピン、フェノバルビタールなどの治療薬では長期使用により骨粗しょう症リスクが高まるという報告もあります。

当然ながら使用量が増えると副作用もあらわれやすくなります。とくに脳に障害のある患者さんでは、眠気、ふらつきが出やすくなります。

基本的には毎日決まった量の薬をのみ続けることになりますので、認知機能が低下している場合では服薬管理が難しくなります。自己判断で薬を増減したり、のむことを中止したりしないようにしましょう。

日常生活では、転倒や転落に注意します。発作時や発作後に転倒すると非常に危険です。通常の転倒と異なり、意識がないので手をついたりして衝撃を防ぐことができません。大きなけがにつながります。転倒や転落のリスクが高い場合は、頭部を守る保護帽などを利用します。

てんかんの主な治療薬

「脳の神経細胞の興奮を抑えるタイプ」と「脳の神経細胞の興奮を抑える抑制系の働きを強めるタイプ」の2種類の薬があります。

	部分発作	全般発作
第一選択	●カルバマゼピン（テグレトールなど） ●レベチラセタム（イーケプラ）※注2 ●ラモトリギン（ラミクタール）	●バルプロ酸（デパケン、セレニカなど） ●ラモトリギン（ラミクタール）※注1
第二選択 第一選択薬を使用後、その効果を判断しながら、次にどうするかを医師と相談する	●フェニトイン（ヒダントール） ●ゾニサミド（エクセグラン） ●バルプロ酸（デパケン） ●クロナゼパム（リボトリール、ランドセンなど） ●クロバザム（マイスタン） ●ガバペンチン（ガバペン） ●トピラマート（トピナ）	●フェニトイン（ヒダントール） ●ゾニサミド（エクセグラン） ●フェノバルビタール（フェノバール） ●クロナゼパム（リボトリール、ランドセンなど） ●クロバザム（マイスタン） ●トピラマート（トピナ） （　）内は主な商品名

※注1　ラモトリギンは第二選択薬として使われることもあります。
※注2　レベチラセタムは、二次性全般化発作を含む部分発作、および、全身強直間代発作に対する併用薬としても用いられます。

主な副作用

服用開始時に起きるアレルギー反応が関係する薬疹

皮膚の広範囲の赤み、目の充血、唇のただれなどの粘膜の異常、38度以上の高熱、リンパ節の腫れなどがあると、皮膚粘膜眼症候群（スティーブンス・ジョンソン症候群）や薬剤性過敏症症候群などの可能性があります。思い当たる場合はすぐに主治医に相談しましょう。

量が増えるにしたがって出やすくなる神経系の抑制症状

用量依存性の副作用といって、眠気、ふらつき、めまい、吐気、精神症状（抑うつ、イライラ）など。

長期服用にともなう副作用

体重の大幅な増減、多毛か脱毛、尿路結石、小脳萎縮、歯肉増殖、骨粗しょう症など。

老年期精神病（遅発性パラフレニー）

老年期精神病は正式な病名ではありません。高齢者で幻覚・妄想などの精神症状があり、それが薬物によるものではなく、また認知症ではない状態をあらわす言葉です。比較的女性に多く、孤立した人、難聴の人にも多いという調査もあります。

妄想の症状は被害妄想が多く、認知症による妄想と似ています。その他、自分が病気だと思い込む心気妄想、根拠なく他人に嫉妬する嫉妬妄想、自分を実際より地位や財産があると考える誇大妄想なども見られます。

幻覚では、実際には聞こえない音や声が聞こえる幻聴がよく見られます。認知症のなかでもレビー小体型認知症は幻覚がよく報告され、精神病と間違われやすくなります。

老年期精神病の特徴として、周囲の人との会話などコミュニケーションが成り立っているケースが多く見られます。また、妄想の内容はいかにもありそうな身近なことが多く、対象も身近な人に向けられます。いわゆるご近所さんから急に、「嫌がらせをされた」「騒音がひどい」などと事実無根のことを言われてしまい、トラブルになることも多いのです。本人には自分が病気という認識はなく（病識がない）、「嫌がらせなどしていない」と説得されても受け入れないので巻き込まれた人は困ってしまいます。

老年期精神病の症状

● 日常生活の延長上にある事柄の妄想が多い

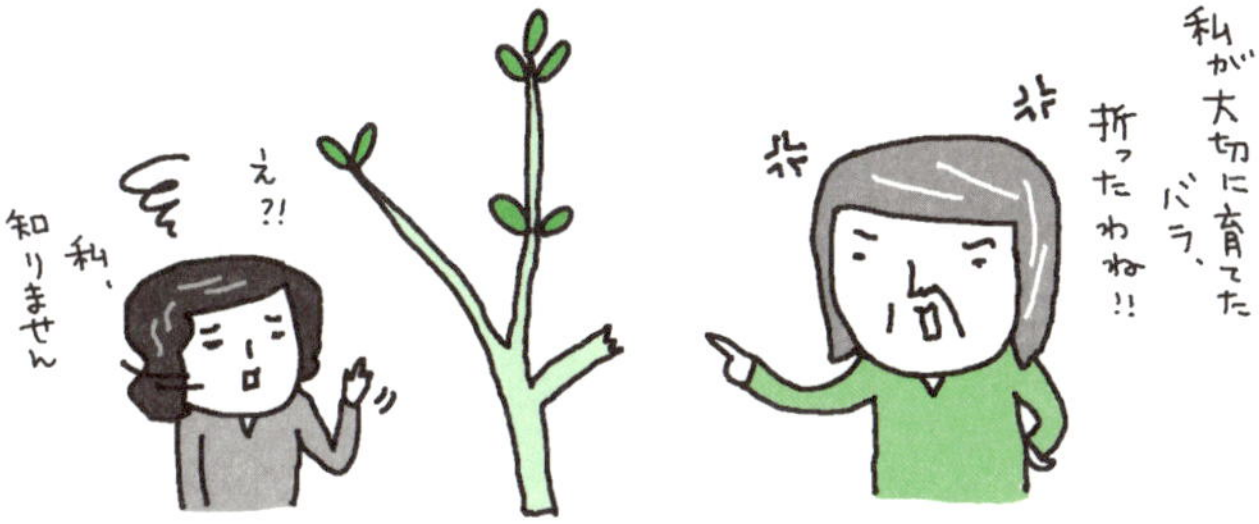
私が大切に育てたバラ、折ったわね!!
え?!
私、知りません

日常生活の延長線上にある妄想が多い。

● 幻覚の中でも、音に対する幻聴が多い

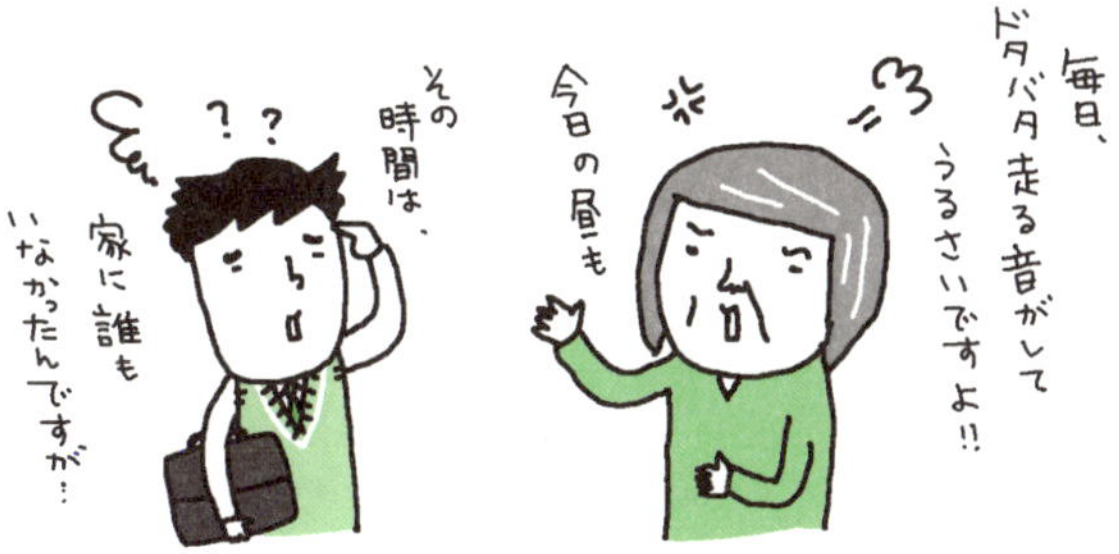
毎日、ドタバタ走る音がしてうるさいですよ!!
今日の昼も
その時間は、家に誰もいなかったんですが…

聴覚に関わる妄想、幻聴がよく見られる。

● 会話の受け答えなどはふつうにできる

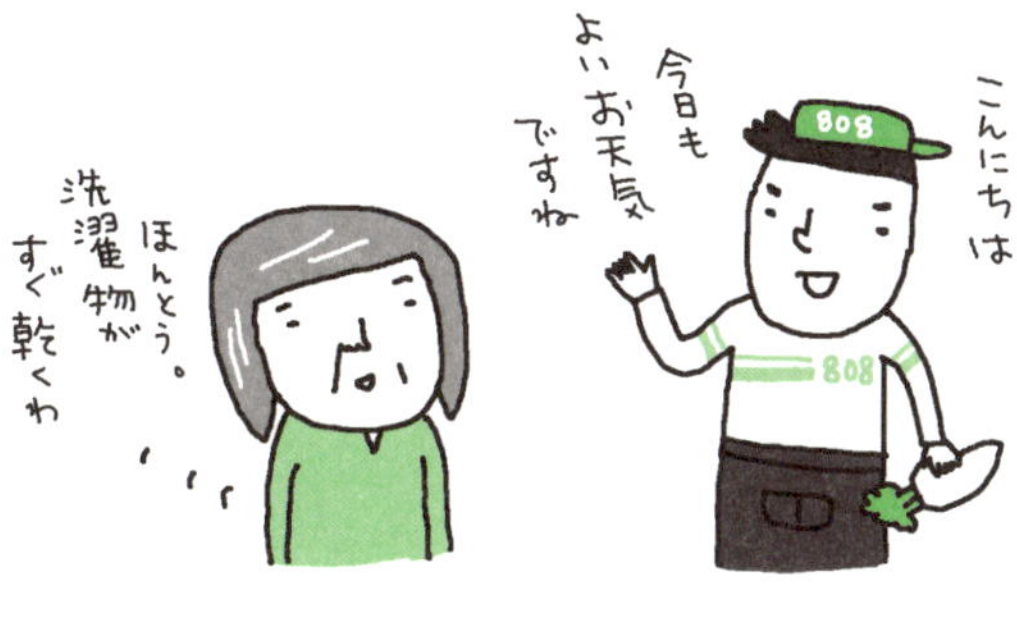
こんにちは
今日もよいお天気ですね
ほんとう。洗濯物がすぐ乾くわ

会話が成り立ち、周囲の人は違和感を感じない。

診断の際、老年期精神病のことを「遅発性《ちはっせい》パラフレニー」ということがあります。聞き慣れない言葉ですが、パラフレニー（paraphrenia）とは、統合失調症の一種で、幻覚、妄想があってもその他の症状は目立たない状態をあらわす言葉です。遅発性とは通常より遅れて生じることです。比較的若い人に多い統合失調症に対して、概ね60歳から70歳以上など高齢の人に生じるこうした状態を遅発性パラフレニーと呼んでいます。

統合失調症との関係性

統合失調症の原因は、はっきりとわかっていません。発症より前にうつ病や双極性障害《そうきょくせいしょうがい》などの気分障害があらわれることもあります。統合失調症は、基本的に進行性の病気で放置すると症状が悪化します。パラフレニーではそれほど目立ちませんが本人に病識《びょうしき》がないことも多く、早期に治療を開始するためには、周囲の人が気づいて受診を促す必要があります。

統合失調症の症状には、幻覚や妄想などの「陽性症状」、感情が乏しい、意欲・思考の低下などの「陰性症状」、注意力・判断力の低下といった「認知機能障害」があります。人格が変化したように見えることもあります。人との交流を避けがちになることもあります。

しかし、遅発性パラフレニーではこのような人格の変化はあまり見られません。他者と交流し、社会に適応できています。それだけに、病気による妄想や幻覚にしたがって非難されたり、攻撃的な様子を見せられたりすると周囲の人は驚いてしまいます。

遅発性パラフレニーは、統合失調症と比べてあまり進行しないか、ゆっくり進行するのが特徴です。認知機能に明らかな障害が起こることは稀です。

遅発性パラフレニーと認知症

遅発性パラフレニーと認知症の鑑別も簡単ではありません。

アルツハイマー型認知症の初期には、「記憶障害（もの忘れ）」や「怒りっぽい」といった症状がありますが、この時期は、認知機能がある程度保たれているので、他者とのやりとりができる人も多く、症状から遅発性パラフレニーと区別することは難しいのです。

幻覚・妄想は、レビー小体型認知症にも多い症状です。

認知症だとはっきり診断できない場合は、遅発性パラフレニーの可能性も残しながら様子を見ます。

初診時に、幻覚・妄想はあるが、認知機能の衰えはほぼないことから遅発性パラフレニーと診断されたものの、その数年後に軽度認知障害（ＭＣＩ）、もしくはアルツハイマー型認知症と診断されたケースもときにあります。

遅発性パラフレニーの治療法

遅発性パラフレニーの治療は、統合失調症と同様に抗精神病薬での治療が中心です。

リスペリドン、クエチアピン、ペロスピロンなどの非定型抗精神病薬は比較的副作用が少ないといわれています。

主な副作用は、眠気、口の渇き、めまいの他、便秘などもよく見られます。また血糖値を上昇させやすいため、糖尿病の治療に影響が出たり、肥満につながることもあります。

副作用、相互作用には注意が必要です。

患者が治療法決定に納得、理解したうえで指示通りに服薬するなど、正しく治療を受けることを指して「アドヒアランス」と呼びますが、高齢者の精神疾患ではアドヒアランスがとくに課題となります。

その他、患者さんが孤立していたり、不安感が強い場合には、安心できる環境を整えたり、働きかけを行うことで症状がよくなる場合があります。

老年期精神病（遅発性パラフレニー）と認知症の主な相違点

	老年期精神病（遅発性パラフレニー）	認知症
似ている症状	幻覚、妄想。ありえないような内容ではなく、日常生活の延長線上にある出来事が多い。	幻覚、妄想は、認知症の中の、アルツハイマー型認知症、レビー小体型認知症と重なる。幻覚の内容は、実際にはないもの、ありえないこともある。
他者との交流	近隣者と問題なくやりとりができるが、幻覚や妄想によって感じた部分を訴えてトラブルになることがある。	進行するにつれて、だんだん困難になることがある。
特徴的な症状	女性、一人暮らしの人が多く、症状は、幻覚の中でも幻聴があるケースが多い。認知機能はほとんど低下しない。	記憶障害、見当識障害などの中核症状があらわれて、基本的に進行する。

せん妄

せん妄《もう》とは、なんらかの原因により**原則として**一時的に意識障害を起こし混乱した状態です。症状としては、幻覚や妄想、興奮、認知機能の低下も見られます。せん妄は大きく「過活動型せん妄」「低活動型せん妄」「混合型せん妄」の3つに分類されます。

過活動型せん妄は、ふだんの状態よりも過剰に活動的になり、幻覚、妄想があらわれたり、興奮したり、昼夜逆転の生活や睡眠障害などがあらわれます。

低活動型せん妄には、会話の減少、無表情、無気力、食欲不振などに加えて、今いる場所がどこか、今日が何月何日かがわからなくなる見当識障害などがあります。活動が低下することから、うつ病と間違われてしまうこともあります。

混合型せん妄は、過活動型と低活動型の混合型で、日中は元気がなく、夜間に活動を始めるなどの特徴があります。また、一日のなかで、症状があらわれたり落ちついたりする日内変動が見られます。

せん妄が起こるきっかけとして、手術後に起こる「術後せん妄」、睡眠のリズムが乱れ、夜間にせん妄の症状があらわれる「夜間せん妄」などがよく見られます。

せん妄の症状

過活動型せん妄

ふだんの状態よりも、興奮したり、幻覚、妄想、昼夜逆転、睡眠障害などがある。

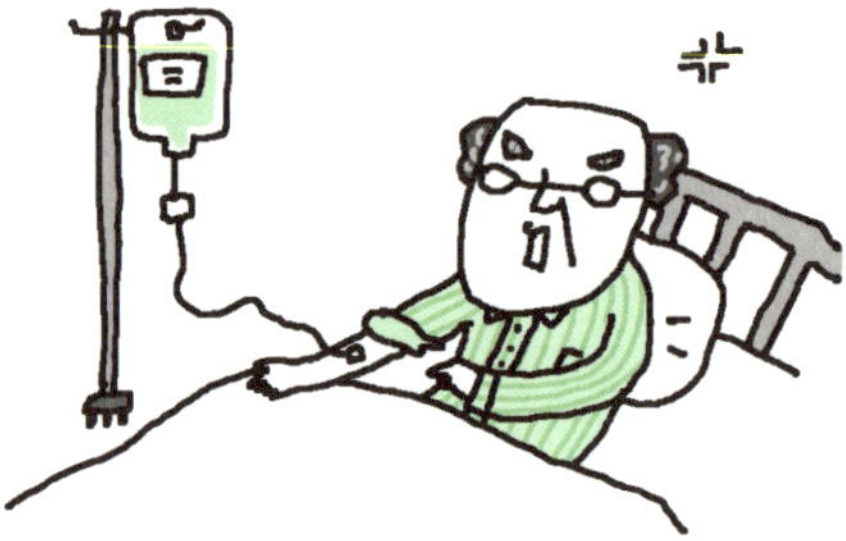

混乱して点滴の管を外してしまうこともある

低活動型せん妄

会話が減り、活動も低下します。うつ病と間違われることもある。

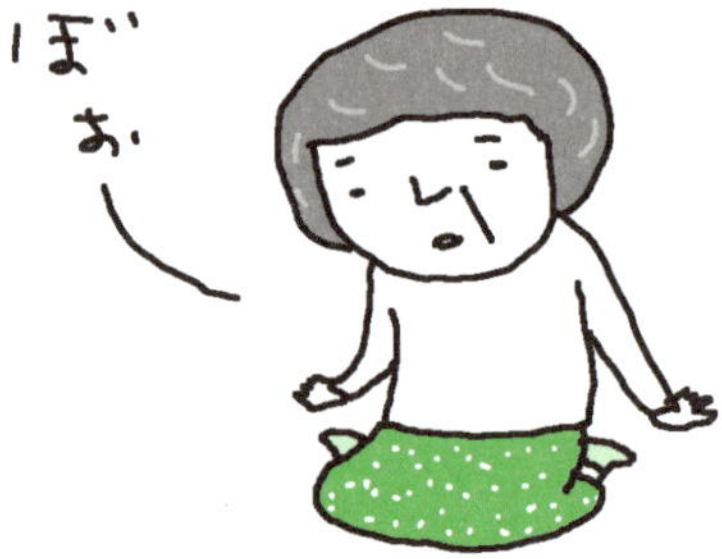

混合型せん妄

過活動型と低活動型の混合で、日中は元気がなく夜間に活動的になる。また、あらわれ方も一定ではなく日内変動がある場合が多い。

せん妄が起こる原因はさまざまで身体の病気、認知症、睡眠障害、脱水、薬の副作用などがあります。意外なことに、市販の風邪薬などでもあらわれることがあります。とくに病気（糖尿病、腎不全《じんふぜん》、肝不全《かんふぜん》、心不全《しんふぜん》、呼吸不全、甲状腺《こうじょうせん》疾患、パーキンソン病、がんなど）がきっかけとなるケースは少なくありません。さらに手術の後ではとても多く発症し、入院などで誘発されることもあります。脳血管障害などからせん妄が起こるケースもあります。

治療が遅れるとより深刻な事態になりますので、周囲の人がせん妄に気づいたら必ず医師に報告するようにしましょう。

認知症とせん妄

せん妄もまた、突然興奮したり、意味のわからないことを言ったり、暴れたりすることがあるために認知症と間違われやすい状態です。せん妄であれば原因を特定し、原因を取り除いたり、元に病気があればその治療をしなくてはなりません。

またせん妄は、認知症の予備群ともいわれ、認知症に移行することも少なくありません。このようにせん妄は認知症との関わりも深いものです。

せん妄が、認知症の症状である場合もあります。認知症の人はせん妄があらわれやすいのです。

せん妄は原因が重なってあらわれる

直接因子	●手術による身体の拘束、後遺症 ●薬物（睡眠薬、抗不安薬など）による副作用 ●術後の合併症 ●アルコール、手術など
準備因子 （せん妄になりやすい要因）	●高齢 ●アルツハイマー型認知症、糖尿病 ●脳血管障害など
誘発因子 （せん妄を悪化させる要因）	●入院などの環境変化 ●睡眠妨害（騒音、過度な照明など）

せん妄と認知症の主な相違点

	せん妄	認知症
発症時期	突然発症し、ある程度時期を特定できる。	徐々に発症するため、時期を特定できない。
発症期間	数日から数週間程度で、一過性のことが多い。	数ヵ月から数年で、記憶障害、見当識障害などの中核症状があらわれる。
進行	不穏になったり、静かになりすぎたりしつつ、可逆性	進行性
記憶	せん妄だけの場合は、進行する記憶障害は少ない。	最近の出来事を思い出せない。
日内変動	ある（とくに夜間、夕方に悪化する傾向がある　夜間せん妄）。	レビー小体型認知症の人には、あらわれる傾向がある。
意識障害	あるが、状態はさまざま。	BPSD（行動・心理症状）の症状の一つとしてあらわれることがある。
注意力	一時的になくなる。	進行とともに低下する。
幻覚	主に、幻視がある。	ときに見られる。

認知症によるせん妄は、ふだんから「もの忘れ」や「見当識障害」などがあるなかで起こるため、発症に気づくことが難しいのです。しかし、「ふだんにも増して」ということろが重要です。

また、せん妄の発症は一過性で、期間は、数時間から数週間程度が一般的です。しかし、その間、暴れることがあったり、逆に不活発になったりしがちです。せん妄が治まれば症状は消失します。

せん妄があらわれている状態では、患者さんが不穏な場合は穏やかな対応を心がけ、危険なものがそばにあれば片付けましょう。声を掛ける場合は、安全な距離から穏やかに話しかけます。制止しようとするとよけい興奮させてしまいかねないので、見守るほうがよい場合もあります。

せん妄の治療

治療に当たっては、まず原因を突き止めることです。そのうえできっかけとなるストレスを取り除き、昼夜逆転の傾向がある場合には生活リズムを整えるなどの非薬物療法を検討します。

せん妄の原因が病気である場合はその治療を行います。せん妄が治療薬の副作用である可能性がある場合は、薬を処方した医師に相談し調整します。自己判断で薬の使用量を変えたり、中止したりすることはもとの病気を悪化させてしまうこともあり危険です。

睡眠障害や興奮状態に対して本来は好ましくないのですが、睡眠導入剤や漢方の抑《よく》肝散《かんさん》が役立つケースもあります。

意識障害があっても興奮が見られず、安全が確保できている状態のせん妄は変化に注意しつつ、見守ることも一つの選択肢です。

興奮が強くけがをする危険性があったり、家族が巻き込まれ生活に支障が出ているような場合には、抗精神病薬の使用を検討することもあります。

クエチアピン、リスペリドン、オキシペルチンなどを使用して興奮が鎮まり、夜間の睡眠が確保できるようになれば、改善につながります。

のみ薬が使用できない場合は、状況に応じてハロペリドールなどの注射薬が使われます。

せん妄の主な治療薬

せん妄に対する薬は、大きくは、興奮状態を穏やかにする目的の薬と、睡眠障害に対する催眠作用を目的とした薬に分けられます。

	興奮状態を穏やかにする作用がある薬 （催眠効果は強くない）	睡眠障害を整える作用がある薬 （催眠作用が強い）
経口摂取が可能な場合	●トラゾドン （商品名　レスリン、デジレル） ●クエチアピン（商品名　セロクエル） ※糖尿病患者には禁忌 ●リスペリドン（商品名　リスパダール） ●アリピプラゾール （商品名　エビリファイ） ●抑肝散	●トラゾドン （商品名　レスリン、デジレル） ●クエチアピン （商品名　セロクエル） ※糖尿病患者には禁忌 ●ミアンセリン （商品名　テトラミド）
経口摂取が不可能な場合 （静脈注射、筋肉注射、点滴など）	●ハロペリドール（商品名　セレネース） ※せん妄の標準的な治療薬。興奮状態に対する鎮静作用は強くはないが、幻覚、妄想などの症状を改善する目的で処方される。	●クロルプロマジン （商品名　コントミン）

薬の副作用

認知症もどきのなかには、薬の副作用が認知症に似た症状を見せているというケースもあります。副作用は、市販の薬であっても起こります。多くの薬で、眠気やふらつき、倦怠感などの副作用の報告があります。神経、代謝、消化器など薬が作用する部分は異なっても、自覚する症状としては、ぼーっとする、疲れやすい、だるいなどが代表的です。

これが薬の副作用だと気づくことができれば対策は難しくないのですが、認知症と間違われてしまうことがあります。

高齢では、代謝機能や排泄機能の低下、血液脳関門の衰えによってより副作用があらわれやすくなります。若い人なら問題とならないような用量でも副作用があらわれることがあります。運動機能も低下しているため、副作用による障害が日常生活に大きな影響を及ぼしてしまうこともあります。

年齢が上がるとともに持病のある方の割合も増えるため、薬を複数使用していることも少なくありません。多剤併用は認知症もどきに代表される副作用リスクも高めます。認知機能低下のために正しく服用できず、副作用リスクを高めてしまうこともあります。

また、認知症の症状に薬剤が強く影響してしまうことがあります。認知症では脳内のアセチルコリン伝達系がすでに障害されています。この状態が抗コリン作用のある薬剤によってさらに悪化させられてしまうことがあります。抗コリン作用のある薬は幅広く、抗てんかん薬、抗うつ薬、抗精神病薬、抗パーキンソン病薬などがあります。その他、最近注目され、頻尿の原因となる過活動膀胱の治療薬や呼吸器の治療薬、循環器の薬などもあり、高齢者にもよく使用されています。

抗コリン薬の使用によって認知症を誘発する、とまでは行かなくても、ＭＣＩとの関連を示唆する縦断研究もあり注意が必要です。また、抗コリン薬とせん妄の出現頻度との関連も指摘されています。

抗コリン薬の他にも認知機能に影響を与える薬剤はあります。睡眠導入剤などでは、翌日に眠気が残ったり、ふらつき、めまいなどが見られることがあります。こうした症状が認知症に見えたり、認知機能を低下させたりすることがあります。その他、抗精神病薬や、抗パーキンソン病薬、抗ヒスタミン製剤、麻酔薬、鎮痛薬、ホルモン剤など多くの薬に認知機能を低下させる可能性があります。またＳＳＲＩという抗うつ薬のように他の薬剤の代謝に影響を与え、間接的に問題が生じることもあります。

とはいえ、副作用の心配ばかりしていては病気の治療ができません。大切なのは薬の適切な使用ということになります。

とくに注意したいのは多種類の薬をのんでいる多剤併用のケースです。一つひとつの薬の影響は軽度でも、複数の薬剤の影響が重なると危険性も高くなってきます。複数の診療科で同じような作用の薬を重複して処方されるケースは少なくありません。また副作用に気づいた場合にも、原因となっているのがどの薬なのか特定することが難しくなります。

副作用リスクを最小限にするためには、使用している薬剤について目的や正しい使用方法、リスクを理解しておくことが必要です。最近では、薬を処方される際に、薬の説明書きをもらえます。これらと「お薬手帳」とを一緒に保管しておくとよいでしょう。

処方箋《せん》があれば全国どこの薬局でも薬を受け取ることができるというのはたいへん便利です。複数の薬局で薬を受け取っている人も多いと思いますが、「お薬手帳」は一冊にまとめ、処方箋とともに薬局に提出するようにするとよいでしょう。

実際、薬局の薬剤師さんが薬の重複に気づき、処方した医師に問い合わせてくれたおかげで、患者さんは無駄な薬をのまずに済んだというケースも少なくありません。

薬を使用するときは使用した日時や量を記録し、体調に異変を感じたらそれもメモしておくと、薬の使用と体調の変化の関連を調べるときに役立ちます。

副作用を怖がって、自己判断で薬を減らしたり、中止するのは絶対にやめましょう。心配なときは医師や薬剤師に相談しましょう。

薬の副作用の例

薬の副作用がこのような症状であらわれることがあります。

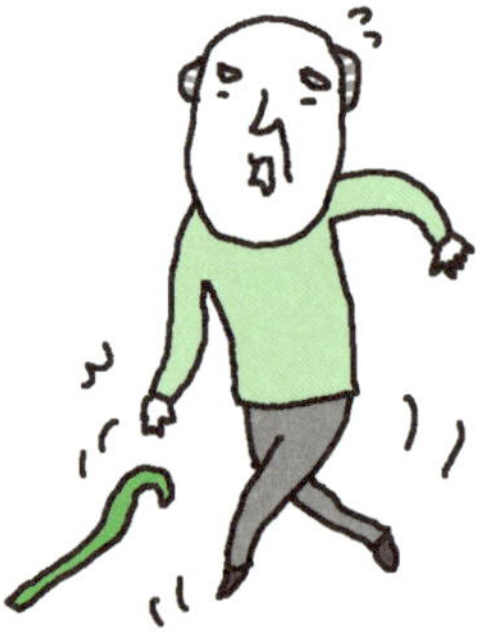

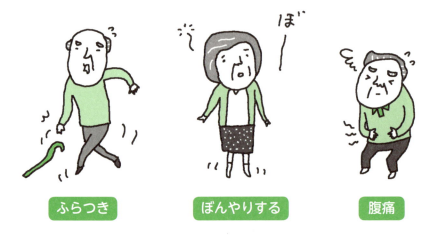

ふらつき

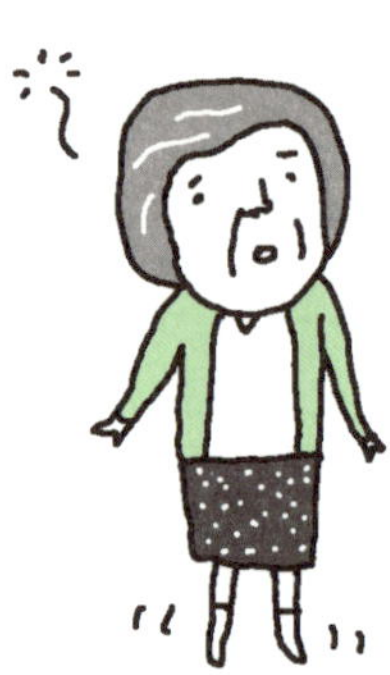

ぼんやりする

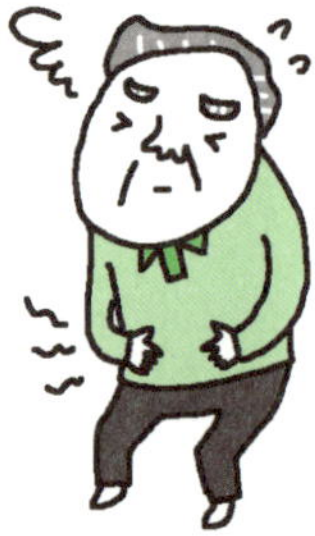

腹痛

上記の他、副作用には次のようなものがあります。

眠気、倦怠感、注意散漫、転倒、
発熱、もの忘れ、うつ、せん妄、かゆみ、口のかわき、
食欲低下、下痢、便秘、排尿障害、
動悸など。

いつもと違う様子が見られたら、のんでいる薬との関係についても考慮してみてください。

※副作用を感じたからといって、自分で判断して薬を減らしたり、やめたりすることは病気の治療に影響が出る可能性があります。気になることがあるときは、服薬した時間と量、あらわれた症状をメモしておき医師に相談しましょう。

頭部の外傷、硬膜外血腫と硬膜下血腫

● 高齢者に多い硬膜下血腫

　頭をぶつけたり、衝撃が加わったりすることによる頭部の外傷（けが）によって、認知症のような症状があらわれることがあります。

　頭蓋骨《ずがいこつ》のすぐ内側には、硬膜《こうまく》という膜があり脳全体を覆っています。この硬膜の外側、頭蓋骨との間に血のかたまり（血腫《けっしゅ》）ができて脳が障害されるものが硬膜外血《こうまくがいけっ》腫《しゅ》、硬膜の内側に血腫ができるものが硬膜下血腫《こうまくかけっしゅ》です。

硬膜は頭蓋骨のすぐ内側に

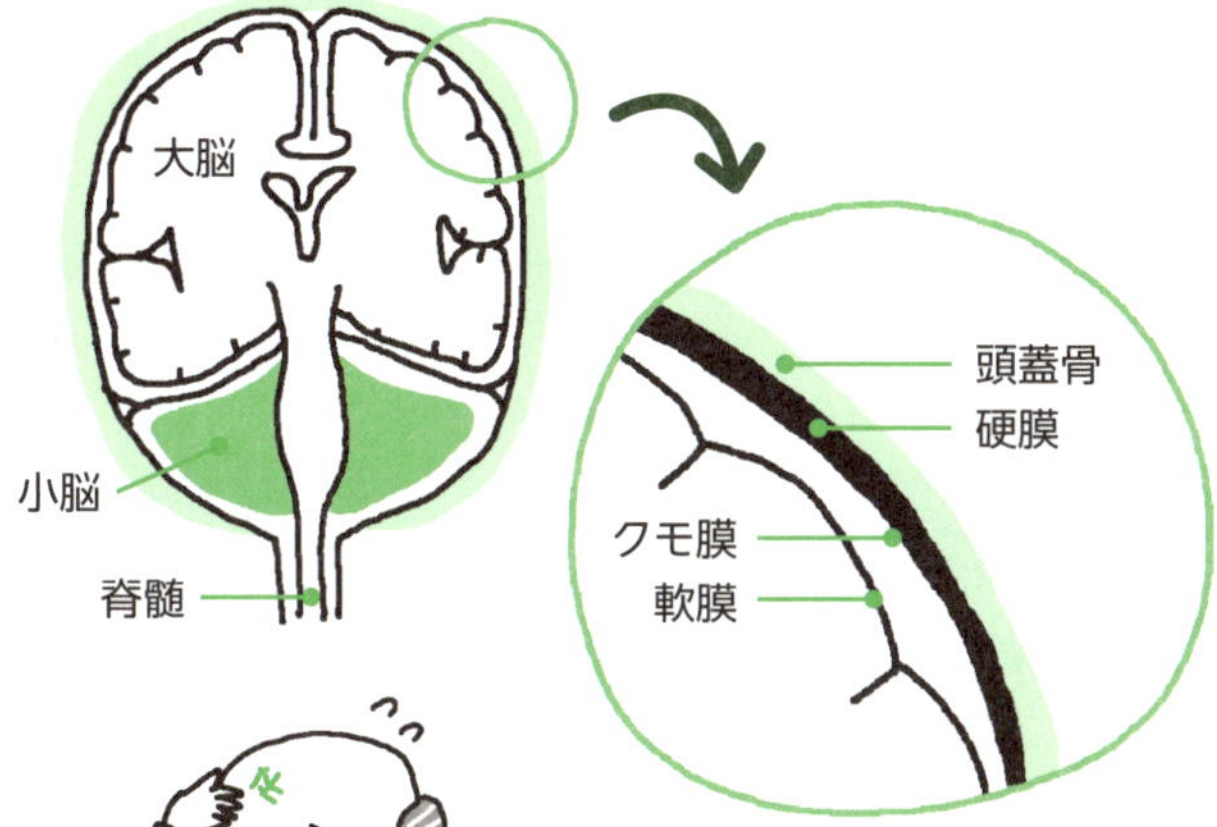

硬膜に血のかたまり（血腫）ができ、
症状があらわれる

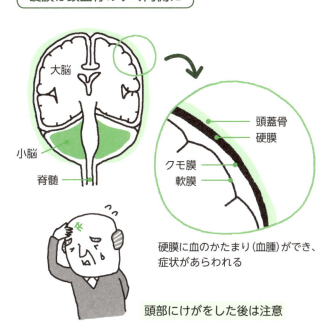

頭部にけがをした後は注意

硬膜外血腫は、硬膜の表面の中硬膜動脈などの動脈が切れることによって起こります。最初から脳の損傷がある場合は、けがをした後すぐに症状があらわれます。時間がたち、血腫が大きくなってから症状があらわれることもあります。

一方、硬膜下血腫は、硬膜の内側、脳の表面に血がたまるので、より早く症状があらわれます。高齢者に多く見られるのはこの硬膜下血腫です。

いずれも急性のケースでは、けがの後すぐに意識障害、嘔吐、頭痛などがあらわれ、硬膜下血腫では片麻痺《かたまひ》が起こります。命に関わるケースもあります。

治療は、外科手術で血腫を除去し、損傷部位の止血を行います。できるだけ早く診断し、適切な処置を受けることが重要です。まれに手術後に再発、けいれんなどを起こす場合もあります。手術後はリハビリを行います。

急性の場合は、症状の原因に頭部のけがを結び付けやすいのですが、負傷から時間がたっていたり、進行が遅かったりすると、体調の変化も緩やかで症状が忘れた頃にあらわれます。原因が頭部のけがだと気づきにくくなり、認知症と間違われてしまうことがあります。具体的な症状も、頭痛、片麻痺以外は、記憶力低下、意欲減退、認知機能の低下が徐々に進行するなど、認知症と似ています。

注意すべきは、高齢者は軽いけがでも硬膜下血腫を起こすことです。ふすまに頭をぶつけた程度でも発症したケースがあり、注意が必要です。また、飲酒時や認知機能が衰えている場合は、頭部をぶつけたことを忘れてしまったり、周囲に伝えられない場合もあり、見過ごされるリスクがさらに高まります。頭部の画像検査によって初めて気づくこともあります。

また、一旦はよくなったといわれても後に再出血して急に悪化することもあります。慢性の場合でも、手術をして外科的に血腫を取り除くケースもあります。血腫がごく小さい場合、自然に治ることもあります。脳の損傷がなく、すみやかに診断され、適切な処置が受けられれば回復します。

頭部のけがに気づいたら、体調の変化に気をつけておかなくてはなりません。

●正常圧水頭症

水頭症とはなんらかの理由で脊髄《せきずい》にある髄液《ずいえき》が脳室《のうしつ》にたまる状態で、このうち脳圧に異常がない水頭症を正常圧水頭症といいます。原因がわからない特発性のものと、頭部外傷、頭蓋内手術、髄膜炎《ずいまくえん》、くも膜下出血、脳内出血など原因がわかっている続発性のものがあります。水頭症は、たまった髄液に脳が圧迫されて症状があらわれます。3大症状は「認知症のような症状」、「歩行障害」、「失禁」などで、認知症と間違われることが多いのです。

初期はすり足で歩いたり、ふらついたりする歩行障害が多く、進行すると記憶障害、意欲減退、尿失禁などがあらわれます。

治療はシャント術という外科治療が主流で、脳室にたまった髄液をチューブを通してお腹のほうなどへ持続的に誘導し排出させます。たまった髄液によって脳が圧迫されなくなれば回復が期待できます。症状の原因は、髄液による圧迫なので、検査時に髄液を抜くだけで症状が軽快することがあります。これによってシャント術での治療が可能であると確認できるので手術を行うかどうかの判断時に参考にされます。

頭部ＣＴ、ＭＲＩ検査を行って、脳室が対称に拡大していれば水頭症と診断されます。脳室が大きくなっている原因が脳の萎縮によるものであれば認知症です。それに対し、おでこの上のほう（円蓋部《えんがいぶ》）の脳実質《のうじっしつ》が隙間なく頭蓋骨内側に接していることで水頭症と判断できることもあります。

正常圧水頭症

●正常な状態

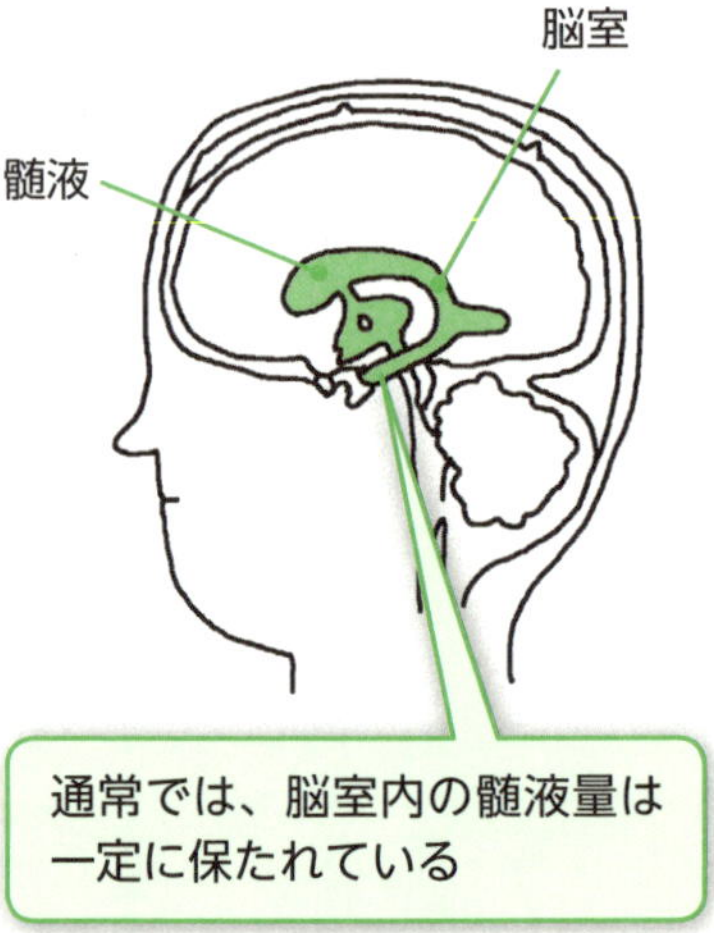

脳室
髄液
通常では、脳室内の髄液量は一定に保たれている

●髄液がたまり、脳の他の部分を圧迫している状態

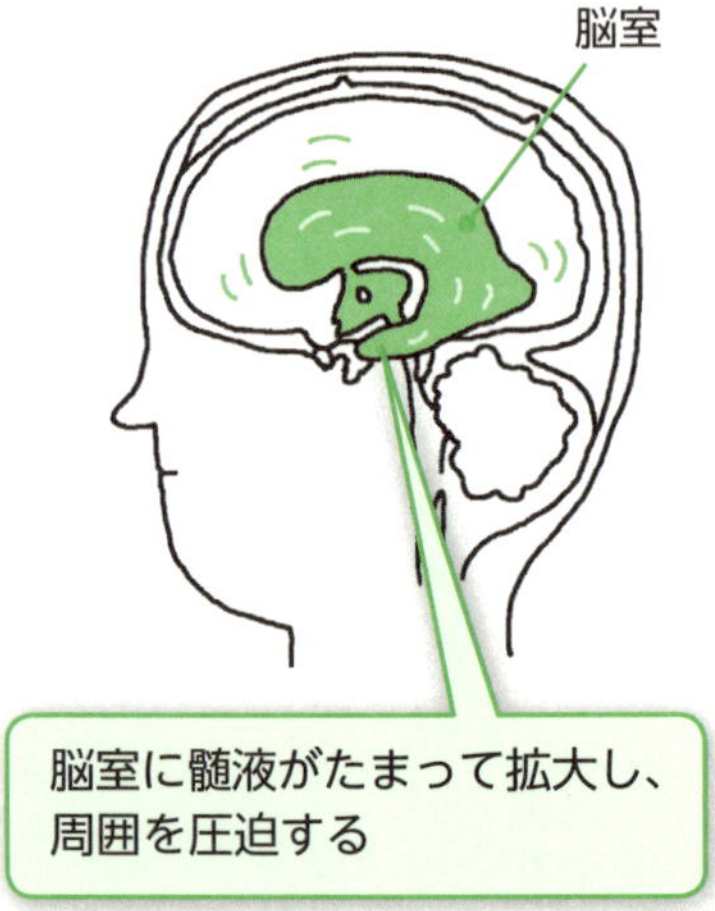

脳室
脳室に髄液がたまって拡大し、周囲を圧迫する

神経の病気

一過性全健忘

前に認知症と間違えやすいてんかんについてお話ししましたが、ここで紹介する一過性全健忘《けんぼう》もてんかんと同じように、数時間から数日以上にわたって意識障害が続き、認知症のように見える状態です。その後回復し、あまり再発は見られません。

意識障害の間、患者さんは歩いたり話したりしているので、周囲からは普通に過ごしているように見えます。しかし、声をかけられてもボーっとしていて反応が鈍く、ふだんの様子と比べると違和感があります。

また、意識障害の間はほとんど記憶がありません。周囲の人からそのときのことを尋ねられてもまったく覚えていないので、やはり認知症と間違われやすい病気です。本人も回復後、一定期間の記憶がないので、「自分はいったい何をしていたのだろう…?」と不安になってしまいます。

受診してもＭＲＩや心電図検査では異常が見つからないケースも少なくありません。しかし、ここで一過性全健忘の可能性を疑うことができれば、脳の血流を調べるＳＰＥＣＴ

検査によって異常が発見されることがあります。

一過性全健忘が起こる原因ははっきりとはわかっていません。脳梗塞や脳出血以外のなんらかの原因で、脳のオートレギュレーション（autoregulation）が一時的に障害されて、脳潅流《のうかんりゅう》（脳の血流）の調節異常が起こるのではないかと考えられています。脳のオートレギュレーションとは、脳内の血圧や血流が増え過ぎたり減りすぎたりしないように、自動的に調節し一定に保つしくみです。一般的に、一過性全健忘の症状があらわれるのは、脳の血流が低下している場合が多いのですが、血流が増加している場合もあります。

一過性全健忘が起きるのは、基本的には記憶の核とされる海馬付近の血流に異常が生じているケースと考えられていますが、実際には、海馬《かいば》付近だけでなく、他のさまざまな場所でも異常が生じていることがあります。

なお、一過性全健忘の症状が改善しても、脳機能画像検査の結果では、血流の異常が残っていることがあります。これは月単位という比較的長い時間を経て、本来の血流状態に戻っていくケースが多いことによるものです。

一過性全健忘の症状を何度もくり返す人は少ないようです。また、脳血管障害やアルツハイマー型認知症などの前ぶれでもなさそうです。経験的にも、それほど再発や認知症への悪化については心配しなくてよいでしょう。

パーキンソン病

認知症もどきとなる神経の病気として多いのがパーキンソン病です。

パーキンソン病は、脳神経系の病気の中で患者数が多く、日本全国で14万5千人以上と考えられています。そして、認知症との関わりも深く、パーキンソン病と認知症が合併している人も少なくありません。

症状には、運動障害と非運動障害があり、運動障害には、静止している状態で手先や足が震える振戦《しんせん》、手足がこわばって曲げ伸ばしできなくなる筋固縮《きんこしゅく》、動作が緩慢になり歩こうと思っても足が出ないこと、つまり、体が自分の意思で動かない無動、体のバランスが取りにくく、転倒しやすくなる姿勢反射障害などがあります。

歩行の際、足が思うように動かせず、歩幅が狭くなったり、小刻みに震える特徴的な症状があります。レビー小体型認知症でも、これらに似た症状が見られることがあります。

また非運動障害の症状は多岐にわたり、代表的なものに自律神経の障害や睡眠障害、精神症状、認知機能の低下などがあり、認知症と共通するものも多いです。

さらに、アルツハイマー型認知症の症状の一つとしても、パーキンソン症状があらわれます。

このようにパーキンソン病と認知症は、症状が似ているうえに合併することも多いので、とくに初期の段階では、症状から病気の鑑別を行うことは簡単ではありません。

純粋なパーキンソン病ではないが、なんらかの原因があってパーキンソン病の症状があらわれている状態を、パーキンソン病とは区別してパーキンソン症候群といいます。

パーキンソン症候群の原因となる病気は、アルツハイマー型認知症の他に、線条体黒質変性症《せんじょうたいこくしつへんせいしょう》、進行性核上性麻痺《かくじょうせいまひ》、シャイ・ドレーガー症候群、レビー小体型認知症、また脳血管障害、薬の副作用などがあります。

パーキンソン病の主な原因は、

パーキンソン病とレビー小体型認知症、アルツハイマー型認知症との主な相違点

	パーキンソン病	レビー小体型認知症	アルツハイマー型認知症
特徴	脳内のドーパミンが減少する。振戦という震えや、手足のこわばり、自分の意思で体が動かない無動などの症状がある。運動障害がある。	脳内にレビー小体というたんぱく質がたまる。不安感、焦燥感、心気症状など、精神的な症状で始まることがあり、うつ病、老年期精神病と診断されることがある。運動障害がある。	脳内にアミロイドβというたんぱく質がたまり、脳の神経細胞を死滅させることが主な原因となって、アルツハイマー型認知症が発症する。原則として運動障害はない。
症状の変動	1日の中での症状のあらわれ方に大きな変動はなく、個々の症状は年々、進行していくことが多い。	日内変動があることが特徴の一つとなっている。	1日の中での症状のあらわれ方に大きな変動はなく、記憶障害などの中核症状は、年々、進行していく。

脳内の神経伝達物質であるドーパミンが減少することで生じます。ドーパミンは快感、意欲、記憶力、運動などの機能を担うホルモンの一つです。ドーパミンは加齢により年々減少します。20％程度減少すると、パーキンソン病の症状があらわれてくると考えられます。

パーキンソン病は進行性の病気です。進行する速度は比較的ゆっくりで何年もかけて徐々に進行します。進行すると影響する範囲が増え、車椅子や寝たきりの生活になることもあるので、症状に気づいたらすみやかに受診します。

とくにパーキンソン病に隠れている認知症の存在を見逃さないことが大切です。パーキンソン病に対しては適切な治療を行うことで、進行を食い止めることが可能です。

治療は薬物療法が中心で、ドーパミンを補ったり、ドーパミンに似た作用をするものが使われます。ふるえなどを止めるために対症療法的に外科手術を行うこともあります。また脳や身体の機能を保つために運動療法やリハビリを行います。

認知症もどきはたくさんある

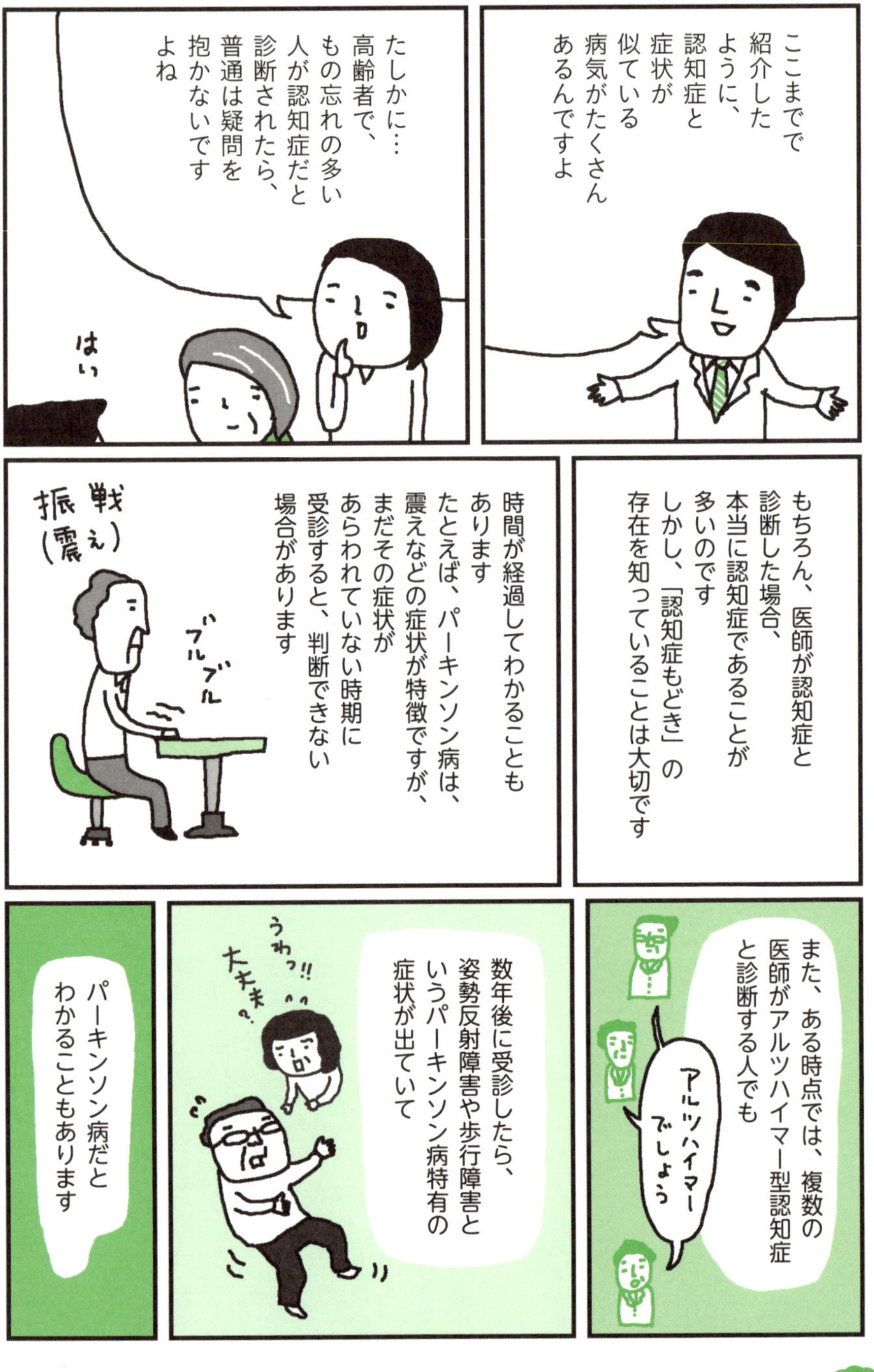

ここまでで紹介したように、認知症と症状が似ている病気がたくさんあるんですよ
たしかに…高齢者で、もの忘れの多い人が認知症だと診断されたら、普通は疑問を抱かないですよね
はい
もちろん、医師が認知症と診断した場合、本当に認知症であることが多いのです しかし、「認知症もどき」の存在を知っていることは大切です
時間が経過してわかることもあります たとえば、パーキンソン病は、震えなどの症状が特徴ですが、まだその症状があらわれていない時期に受診すると、判断できない場合があります
振戦（震え）
ブルブル
また、ある時点では、複数の医師がアルツハイマー型認知症と診断する人でも
アルツハイマーでしょう
数年後に受診したら、姿勢反射障害や歩行障害というパーキンソン病特有の症状が出ていて
うわっ!!
大丈夫？
パーキンソン病だとわかることもあります

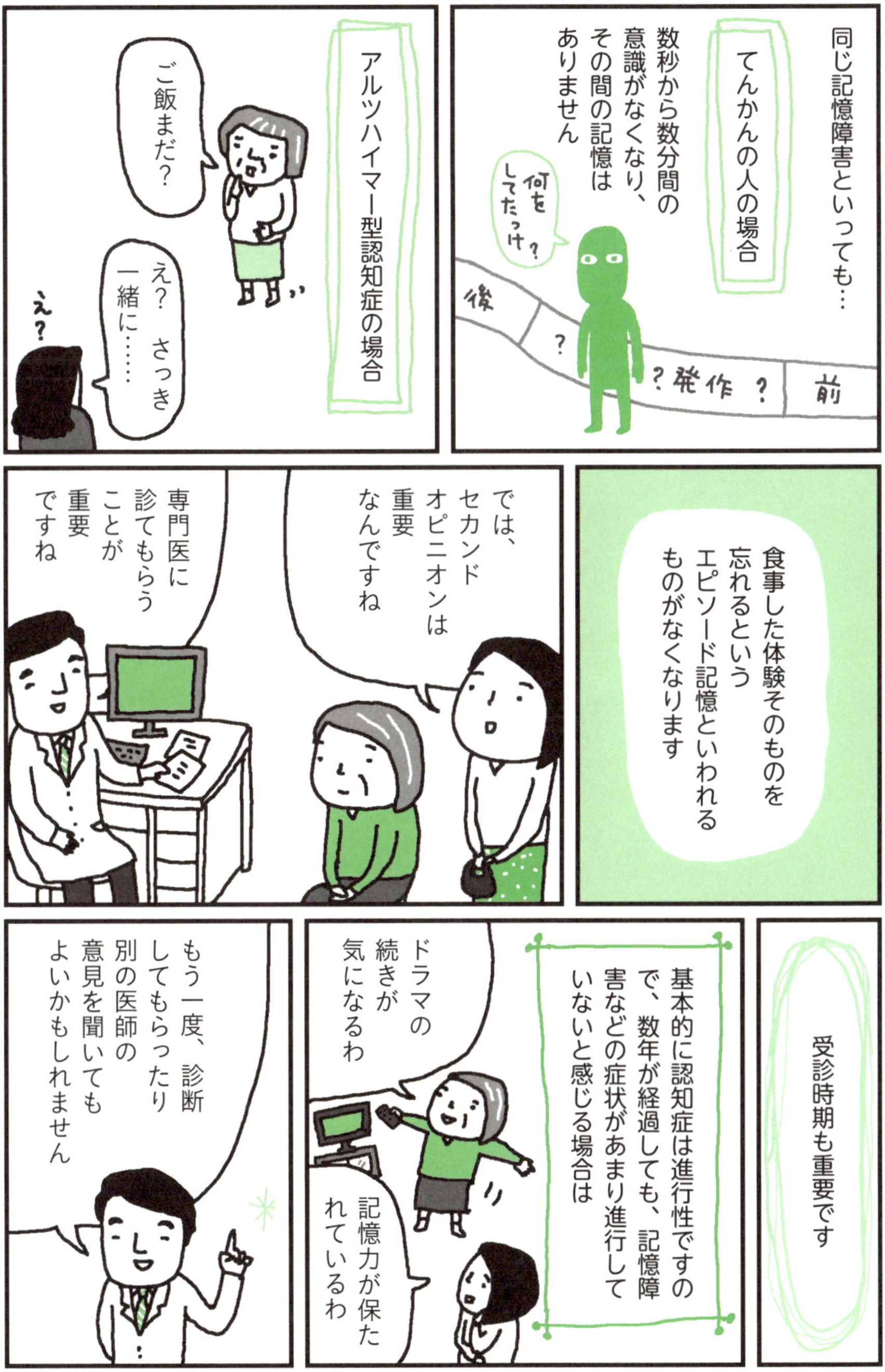
同じ記憶障害といっても…
てんかんの人の場合
数秒から数分間の意識がなくなり、その間の記憶はありません
何をしてたっけ？
後
？
？発作？
前
アルツハイマー型認知症の場合
ご飯まだ？
え？ さっき一緒に……
え？
食事した体験そのものを忘れるというエピソード記憶といわれるものがなくなります
では、セカンドオピニオンは重要なんですね
専門医に診てもらうことが重要ですね
受診時期も重要です
基本的に認知症は進行性ですので、数年が経過しても、記憶障害などの症状があまり進行していないと感じる場合は
ドラマの続きが気になるわ
記憶力が保たれているわ
もう一度、診断してもらったり別の医師の意見を聞いてもよいかもしれません

インフルエンザ

毎年冬になると話題になるインフルエンザですが、インフルエンザ感染によっても認知機能が衰えるケースがあることはあまり知られていません。

インフルエンザウイルスが直接脳に影響を与えることもなくはありませんが、インフルエンザに感染して体にストレスがかかり、ＡＤＬ（日常生活動作：Activities of Daily Living）と呼ばれる生活上の移動、排泄、食事、更衣、洗面、入浴などの行為に支障を来すことのほうが、認知機能への影響がより大きいと考えられます。

また、食欲不振による栄養不足も影響します。運動量の低下と併せて、筋肉量は減り、回復が遅くなります。食事の減少によって咀嚼《そしゃく》回数も減るので、これが脳刺激の減少にも結びつきます。一つひとつは一時的に思えても、合体することで回復が難しくなります。

インフルエンザが治り、ようやくベッドから立ち上がろうとすると、ふらつきや転倒などでけがをしてしまうという例もあります。こうして、気がついたらインフルエンザに感染する前よりも、身体機能が格段に衰えている可能性もあるのです。

このように身近な疾患であっても、高齢者は若い人よりも影響を強く受けてしまうことがあるので注意が必要です。

第3章

認知機能を悪化させる要因

心理状態、精神状態との関わり

認知機能と心理状態

これまで認知症に見える認知症ではない病気、または認知症の陰に隠れて見つけにくい病気、認知症によってリスクが高まる病気などについてご説明してきました。あらためて高齢者の認知機能やその他の症状が、さまざまな要因で影響を受けるということがわかります。

そして病気の他にも認知症もどきを招く大きなリスク要因があります。それは患者さん自身の心理状態、精神状態です。患者さんの心理状態、精神状態がよくなかったり、不安定だったりすることで認知機能が低下してしまうことがあるのです。

誰でも疲れていたり、大きな悩み、不安があるときはふだんよりミスが増えたり、判断力が衰えたりするものです。怒っているときや不満があるとき、ましてやそれをうまく伝えられないとき、理解されないときは言動も冷静さを欠いてしまいがちです。

認知症の症状の中でもとくにＢＰＳＤ（行動・心理症状：周辺症状）といわれる部分には、患者さんの心理状態・精神状態が大きく反映されると考えられます。

チャレンジング行動（BPSD）

イギリスなどの海外を中心に、BPSDのことを「チャレンジング行動」と呼ぶようになってきました。BPSDが患者さんの表面にあらわれている症状を指すのに対して、チャレンジング行動という言葉は、患者さんのふるまいが自分の意思や欲求を周囲に伝えようとする試み（チャレンジ）のあらわれだという考えを示します。認知症以外にも、コミュニケーションに困難がある人の理解されにくい行動をこのようにいうこともあります。まだ一般的とまではいえませんが、このBPSDをチャレンジング行動と捉える考え方では、たとえば患者さんが興奮したり暴言を放つような様子が見られたら、それらには患者さんがなにか伝えようという意図があると考えます。寂しいのかもしれませんし、なにかに驚いて怖がっているのかもしれません。それらがうまく表現できず、どうしてよいかわからないので興奮や暴言につながっているのかもしれません。

自分の気持ちを周囲に伝えようとしている結果、そうした行動をとってしまうのです。

認知症では、認知症自体の中核的な症状としてもあせりや不安などが生じがちです。そして、そうした気持ちを自分でも整理できず、うまく表現することもできないとしたら…。

認知症患者のBPSDに戸惑ってしまうときも、その言動がなにかのチャレンジなのだと考えることで、気持ちを理解することにつながります。

感情が抑えられない？

一般的に高齢者は、人生経験を積み、精神的に落ちついていると見られがちですが、実は脳の神経伝達の変性や、ホルモン分泌の変化によってストレスに対処する能力自体は低下しています。精神状態に影響を受けやすいのです。

「歳をとって涙腺《るいせん》がもろくなった」などとよく聞きます。もちろん感受性が豊かになったという場合もありますが、大脳の機能の変化が影響している場合もあります。

大脳の前頭前野に「背外側前頭前野《はいがいそくぜんとうぜんや》」という領域があります。この領域が加齢などの原因によって障害を起こすと、意欲、判断力、記憶、実行機能の低下だけでなく、感情の不安定さにつながりやすくなります。

たとえば、怒りっぽくなったり、せっかちに

脳の感情の抑制を担う場所

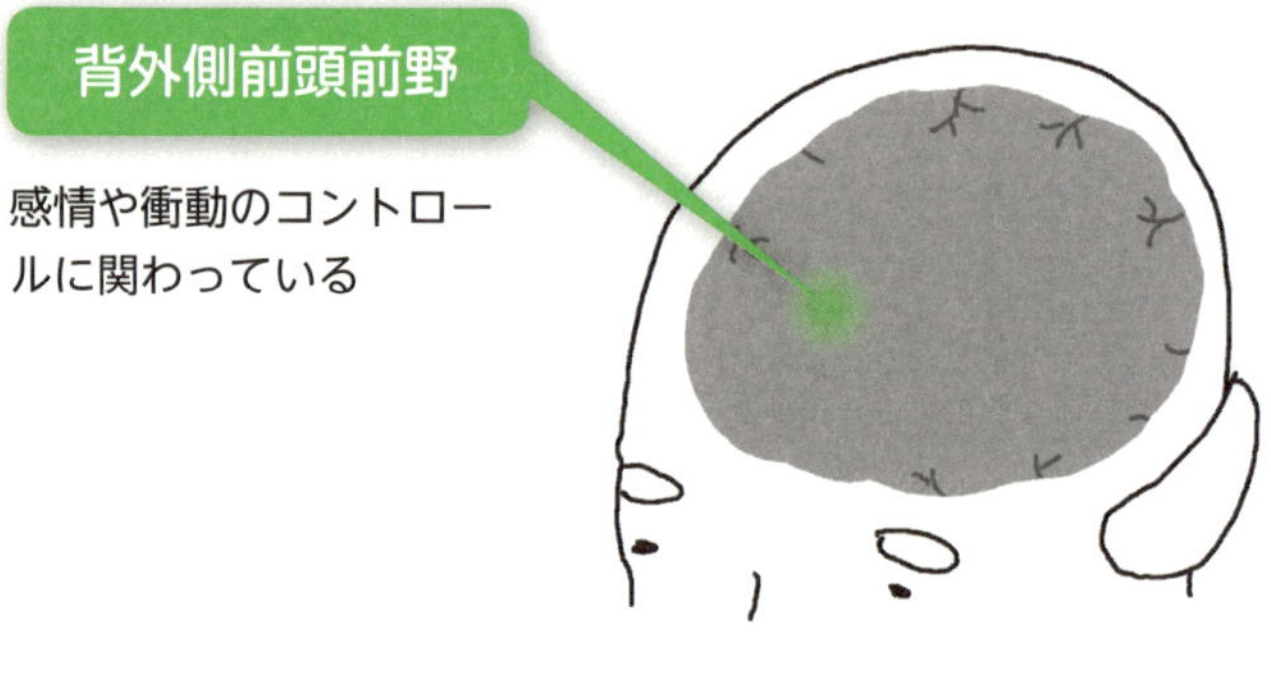

背外側前頭前野
感情や衝動のコントロールに関わっている

なったりといろいろな形であらわれ、そのような姿が周囲の人から見ると人格が変わったように見えることがあります。

また傷害された部位によっては、感情の動きが損なわれ、意欲がなくなったり、なにごとにも無関心になったように見えることもあります。

このように高齢者はちょっとしたできごとからも精神的な影響を受けやすいのです。まして や悲嘆や衝撃の大きなできごととなればさらに影響は大きくなります。配偶者との死別や、転居、入院など大きな環境変化をきっかけに、高齢者の認知機能が、がくっと悪くなることがあります。ＢＰＳＤを招いているストレス要因をそのままにしておくと、症状は悪化していくことが多いです。なるべくストレスとなるような環境変化はないに越したことはありませんが、避けて通れないことも少なくありません。

このようなきっかけで状態が悪くなった場合でも、ストレスと認知症症状との関わりに気づくことで症状は改善することが可能です。

チャレンジング行動という表現からもわかるようにＢＰＳＤは「反応」ですので、動揺させている原因を理解して取り除いたり、気持ちが満たされるようなコミュニケーションを行ったりするとよいでしょう。精神状態が落ちつくことで、症状が改善することは実際に多いものです。もちろん精神科や心療内科の受診も有効です。

配偶者との死別

長年連れ添った配偶者など、親しい人との死別は、残された人に大きな変化をもたらします。今まで交わしていた何気ない会話、助けられていた身の回りの家事や仕事など、いつもそばにいた人がもういないということが、心理面で大きな影響を及ぼします。

どなたでも配偶者を亡くした後、数ヵ月間は悲嘆にくれ、気持ちが沈みます。とくに葬儀が終わって一段落つくと、どっと悲しみがわいてきます。

多くの場合は、その後3ヵ月から2年ほどで徐々に立ち直り、気持ちを切り替えられるようになります。しかし、なかにはショックから立ち直ることができず、抑うつ感、気分の落ち込みがさらに重く募ってしまう人もいます。焦燥感、不安感、パニック、絶望感、興味や喜びに対する気持ちの喪失、思考力や判断力の低下、無気力、無力感、億劫感へとつながっていくケースもあります。なかには死んでしまいたいと思うようになる人もいます。以上のような症状が、「死別反応」と呼ばれる状態です。

死別反応は正式な病名ではなく、精神疾患の国際的な診断マニュアルである「DSM-5（精神障害の診断と統計マニュアル第5版：Diagnostic and Statistical Manual of Mental Disorders）では、うつ病に分類されています。

うつ病自体が認知症の危険因子です。死別反応による抑うつ状態は、認知症に進行するリスクが2倍にもなるという調査もあります。

死別への反応として生じた孤独感、喪失感、強い悲しみなどから立ち直ることができずに、塞ぎ込み、これが悪化すると抑うつ状態につながります。そればかりでなく「もっと自分にできることがあったのではないか」という自責の念などさまざまな感情に苦しむこともあります。

このような精神状態の悪化から、不眠や食欲不振、意欲の低下などが起こることもあり、改善しないとうつ病になる可能性も高まります。

この段階で認知症のような症状があらわれることもあります。放置せず、精神科や心療内科などを受診しましょう。

なお死別反応は、配偶者以外の人との死別ばかりでなく、可愛がっていたペットとの死別（ペットロス症候群）でも見られることがあり、最近注目されています。

死別反応

うつ病に分類されている

配偶者との死別

通常は時間とともに立ち直り
気持ちを切り替えられるが…

↓ このまま改善せず

悲しみ、気分の落ち込み、焦燥感、パニック、絶望感、自殺念慮など

入院や引っ越しなどの環境の変化

入院・手術

病気やけがでの入院や手術といった「環境の変化」によって、認知機能が低下してしまうことがあります。慣れている自宅を離れて、病院へ入院することは大きな不安が生じます。とくに検査や手術の前後は、だれでもストレスが大きいものです。自由に行動できなかったり、知らない人に囲まれて過ごすことも負担となるでしょう。認知症の症状がなかったような人でもつじつまの合わないことを言ったり、記憶が混乱することがあります。入院中や手術後にせん妄があらわれることもよくあります。混乱し、夜中に大声を出したり、点滴の管などを外そうとするような異常行動を見せることがあります。これらを「術後せん妄」といいます。手術後数日たってから発症することもあります。

高齢者がよく受ける手術の一つに白内障の手術があります。白内障の手術自体は日帰りや短期入院で行えますが、治療上、視力が一時的に遮断され、なにも見えなくなってしまう時間があります。視覚や聴覚などが遮断される「感覚遮断」は強いストレスになります。これがきっかけとなって幻覚や妄想、せん妄などがあらわれる人がいます。

住環境の変化

また、住環境などの変化がきっかけで認知症の症状があらわれたり、症状が強く出るようになることもあります。

高齢の親族を心配して、家族のもとへ呼び寄せることはよくありますが、それをきっかけに認知機能が悪化してしまうことがあります。単に住環境が変わったことに適応できないケースもありますが、転居後に家族関係を気詰まりに感じたり、それまでのような家事仕事がなくなり、家庭内で自分の役割を見出せずに落ち込んでしまうケースもあります。

住み慣れた地方から都会へ移ることになり、方言が異なって寂しさが募ったという人もいます。また、注意が必要なのがそれまでの交友関係が断たれることです。それまで気軽に会っていた友人、知人と離れ、頻繁には会えなくなってしまうことで、他者とのコミュニケーションの機会が減ってしまいます。後でも述べますが、コミュニケーションの減少や孤立は、認知機能低下の危険因子です。

家族がよかれと思って呼び寄せたことが、結果的に認知症の症状を悪化させてしまうことがあるのです。

転居していなくても、家のリフォームをきっかけに混乱してしまうこともあります。高齢者が住みやすいように家を改装することはよくあることですが、新しい環境へ適応することは周囲が思っているより難しい場合があるようです。計画の段階から情報を共有し、なるべく期待と違ったということのないようにすることが必要です。さらに、すでに認知機能がある程度低下しているケースでは、家の様子が大きく変わってしまったことで、自分がもともと住んでいた家だと認識できなくなってしまうことさえあります。

住む家自体が変わらなくても、子どもの独立や配偶者との死別、新しく家族が同居するなどで家族構成が変わっても、変化に適応できず混乱することもあります。

このように高齢者、さらに認知機能が衰えている人にとっては、住環境が変わることが大きなストレスになり得ます。抑うつのある人、孤立している人、新しい環境に不満が多い状況では不適応の可能性が高まります。ま

高齢期に多い環境の変化

入院、手術
（手術による感覚遮断は、心理的に大きな影響を与える）

家族との別居、同居
呼び寄せ移住
（移住による既存の交友の喪失、方言の違いなど）
介護施設などへの入居

離別、死別

孤立、不適応に注意が必要

た一般に、女性より男性のほうが新しい環境への適応が難しいという傾向があります。
ストレスとなる環境の変化は最小限にし、事前にていねいに説明しておきましょう。
もちろん、前もって詳しく知らせておいても不満や戸惑いを示すこともあります。不安のあらわれだと捉え、不安感に寄り添って接することで、精神的なストレスが多少は和らぐでしょう。

また愛用している持ち物を目に付くところに置き、多少なりとも自分の居場所であることが感じられるようにすることもよいでしょう。高齢者の不安を理解し、安心できるようにすることが大切です。不安や不満が募ったままでは、症状を悪化させてしまうことにつながりかねません。

同様のことは介護施設などへの入所でも起こります。本人からは介護施設や職員への不満という形で訴えられる場合もありますが、環境の変化がストレスなのか、本当に本人が言う通り施設との相性がよくないのか見極めることが必要です。前者の場合は、別の介護施設を探して移転しても状況はよくならないからです。

いずれの場合でも環境が変わるときは、患者さんの様子をしばらく観察する（よく見ている）ことが重要です。安心できるようになればよいのですが、そうでない場合は、できる限り、本人の意向を確認しながら、お互いが気詰まりにならず、ほどよい関係を築いていける方法を模索して、双方にとってよい環境を整えていくようにしましょう。

環境の変化

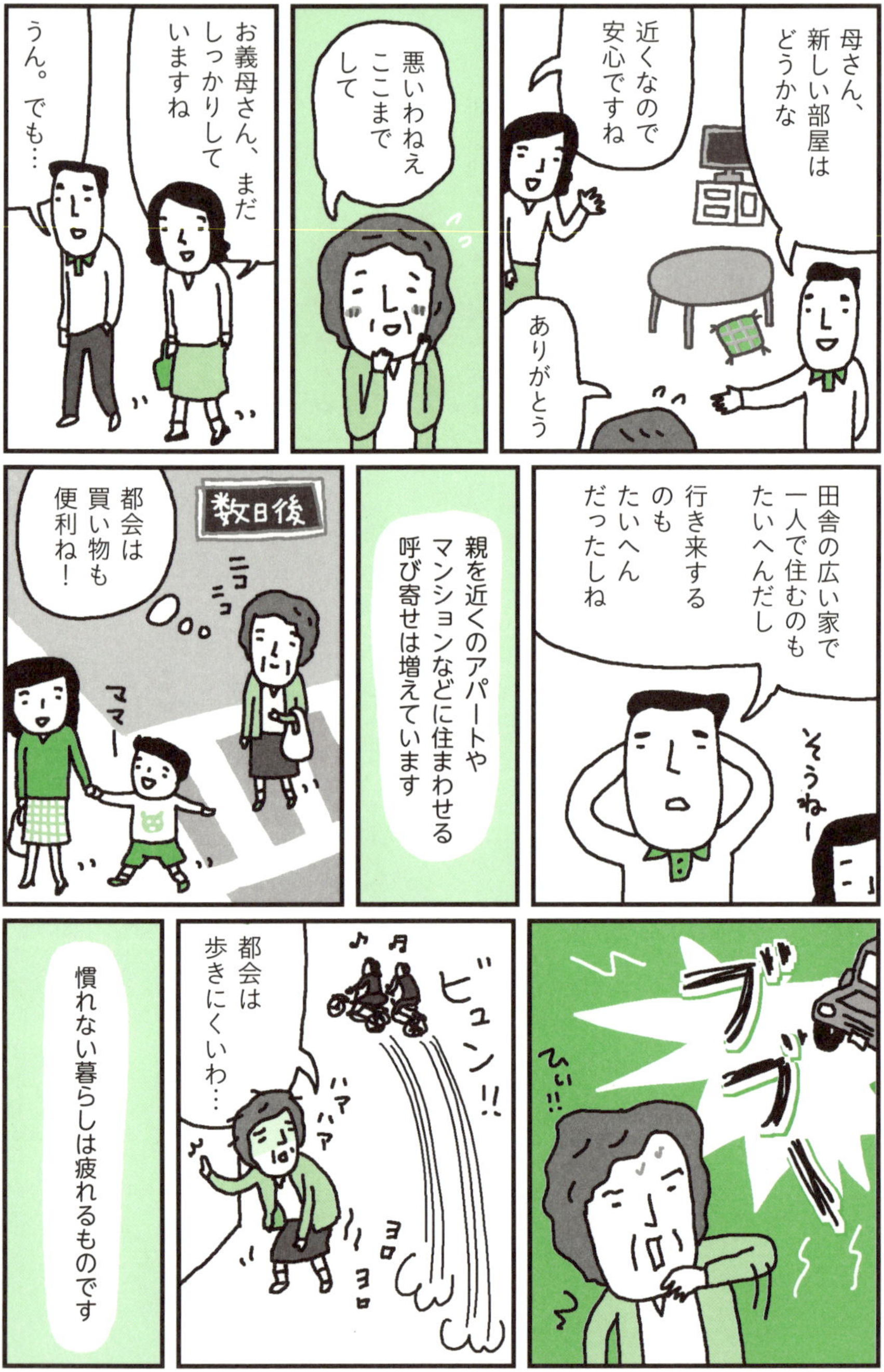

母さん、新しい部屋はどうかな
近くなので安心ですね
ありがとう
悪いわねえ ここまでして
お義母さん、まだしっかりしていますね
うん。でも…
田舎の広い家で一人で住むのもたいへんだし
行き来するのもたいへんだったしね
そうねー
親を近くのアパートやマンションなどに住まわせる呼び寄せは増えています
数日後
都会は買い物も便利ね!
ニコニコ
ママー
ブブー
ひぃ!!
都会は歩きにくいわ…
ビュン!!
ハァハァ
ヨロヨロ
慣れない暮らしは疲れるものです

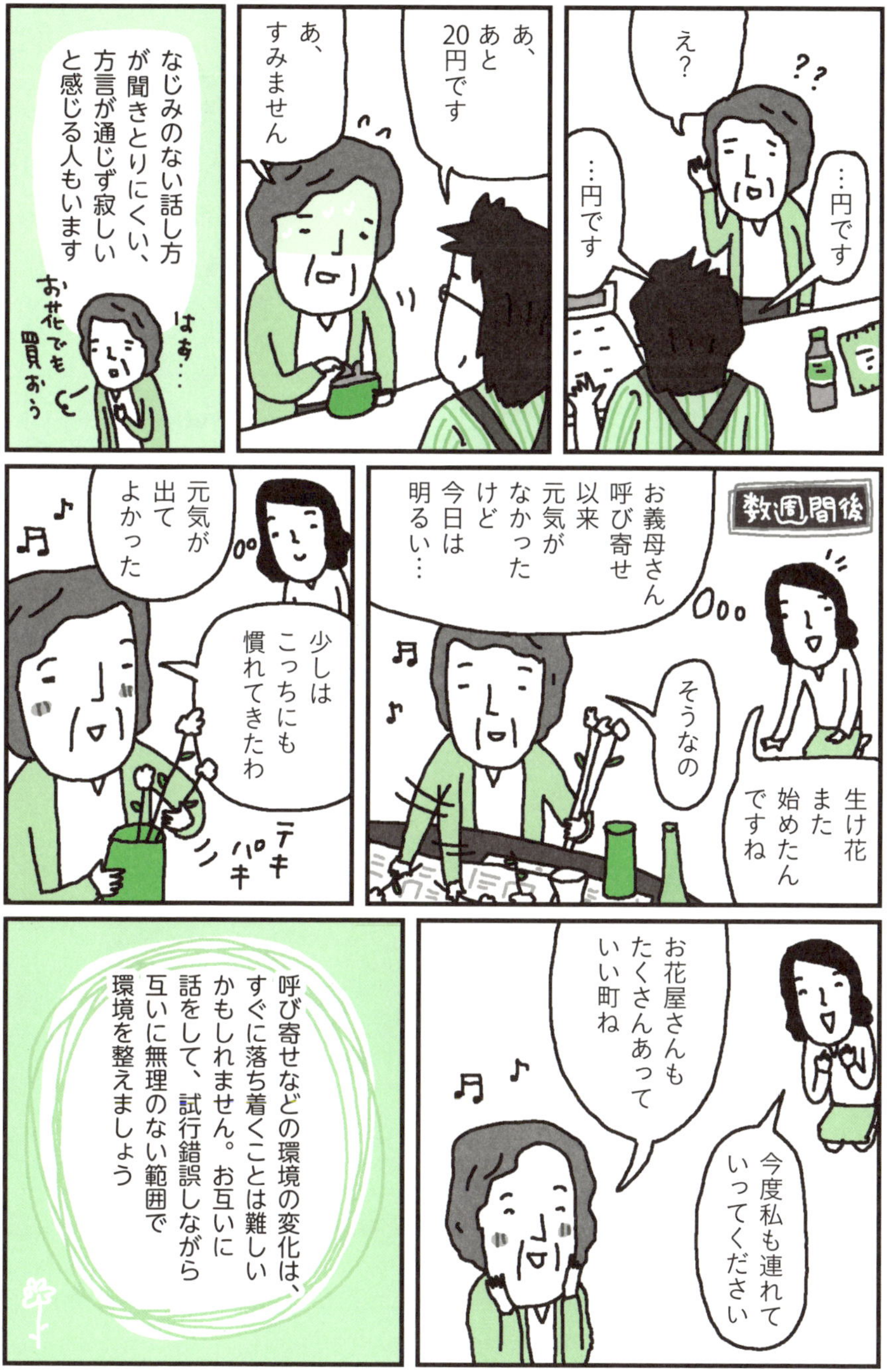

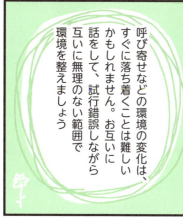

え？
??
…円です
…円です
あ、あと20円です
あ、すみません
なじみのない話し方が聞きとりにくい、方言が通じず寂しいと感じる人もいます
はぁ…
お花でも買おう
数週間後
お義母さん呼び寄せ以来元気がなかったけど今日は明るい…
そうなの
生け花また始めたんですね
元気が出てよかった
少しはこっちにも慣れてきたわ
テキパキ
お花屋さんもたくさんあっていい町ね
今度私も連れていってください
呼び寄せなどの環境の変化は、すぐに落ち着くことは難しいかもしれません。お互いに話をして、試行錯誤しながら互いに無理のない範囲で環境を整えましょう

他の病気との合併

病気の合併で管理が難しく

年齢を重ねるとなんらかの持病があるという方も増えてきます。そうした持病と認知症の関係も、多くの方が悩まされるところです。

認知症の方に生じがちな合併症による問題の一つは、認知症のために、他の病気の存在に気づきにくくなることです。認知症によって五感の感覚が弱くなっていると、暑さや寒さ、痛みや疲れなどの体調の変化にも気づきにくくなります。また、症状を周囲の人にうまく伝えられない場合もあります。

たとえば体に痛みがあって歩くのがつらい状況を「疲れているから出かけたくない」と言ったり、歯が痛いのを「お腹がすいていない」などと表現することもあります。意欲の減退から「健康なんてどうでもいい」と、不調を訴える気にならないケースもあります。このように認知症の人は、さまざまな理由から周囲に症状を伝えにくくなります。こうして、他の病気の症状に気づきにくくなり、治療が遅れてしまうのです。

もう一つ、認知症のために他の病気の管理が悪くなることも問題です。生活習慣病では定期的に薬をのんだり、食事の管理が必要になります。認知機能が衰えるとこうしたことを、自力で行うことが難しくなります。

代わりに管理してくれる人がいても安心はできません。認知症症状があると、薬をのんだかどうかを確認しにくく、食欲のコントロールが利かなかったり、意思の疎通がうまくいかなかったりします。つまり認知症がない場合に比べてずっと複雑で困難になります。

症状を見逃してしまう可能性も

たとえば糖尿病があると、進行とともに免疫力が下がり、血管障害が起こって、さまざまな合併症を起こしやすくなります。糖尿病によって認知症リスクも高まります。

認知症と他の病気

認知症のために、他の病気の症状を伝えられない
- 感覚が弱くなってくる
- 症状をうまく伝えられない
- 自身の変化への感度が鈍ってくる

認知症のために、他の病気の管理が難しい
- 薬の時間を忘れてしまう
- 食事療法やリハビリなどの管理が難しい

支援者と意思の疎通が難しい

↓

複雑になりがち

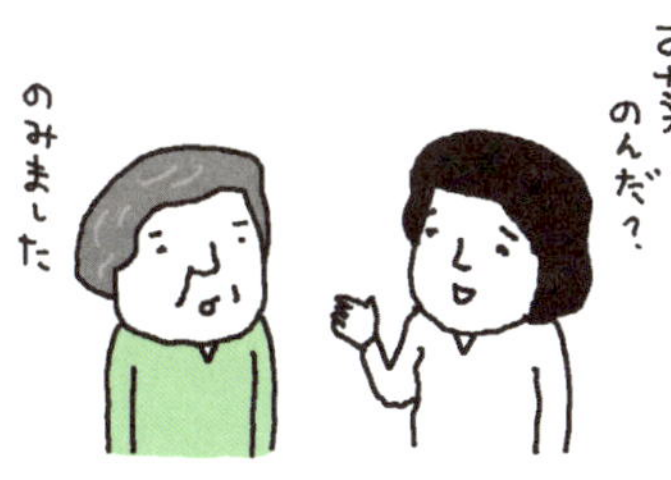

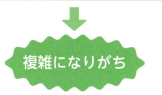

合併症のなかでとくに深刻なのは、人工透析が必要になる可能性もある糖尿病腎症、視野が欠けていき進行すると失明するリスクもある糖尿病網膜症、手足のしびれや感覚障害から壊死《えし》による切断をも招く糖尿病神経障害の三つです。こうした深刻な事態を避けるために、糖尿病の進行を防ぎ、適切な治療を行わなくてはなりません。

糖尿病は、初期には自覚症状の少ない病気ですが、進行するにつれて疲労感、頻尿、目のかすみ、皮膚の乾燥、かゆみなどがあらわれてきます。こうした症状が出てきたときには糖尿病は進行しています。早急に治療を開始しなくてはいけないのに、認知症患者さんの場合、これらの症状を見逃してきた可能性があります。

どんな病気でも一度かかってしまうと治療はたいへんです。なるべく早くリスクに気づいて進行を予防することが大切です。

合併症を進ませないために

糖尿病など認知症との合併症の早期発見のために重要なのは、なによりも健康診断です。定期的に健診を受けることで、病気のリスクに気づくことができます。家族がある程度の年齢になったら、一緒に健診結果をチェックするなどして、平生から一緒に健康を管理するとよいでしょう。

頻繁に関わりながら、近くで観察することで、認知症にも他の病気の症状にも早く気づ

認知症の合併症を進ませないために

- 定期的な健康診断
- 元気なうちから一緒に健康管理
- 患者さんの心理状態を意識
- 服薬など治療が難しい場合は医師に相談

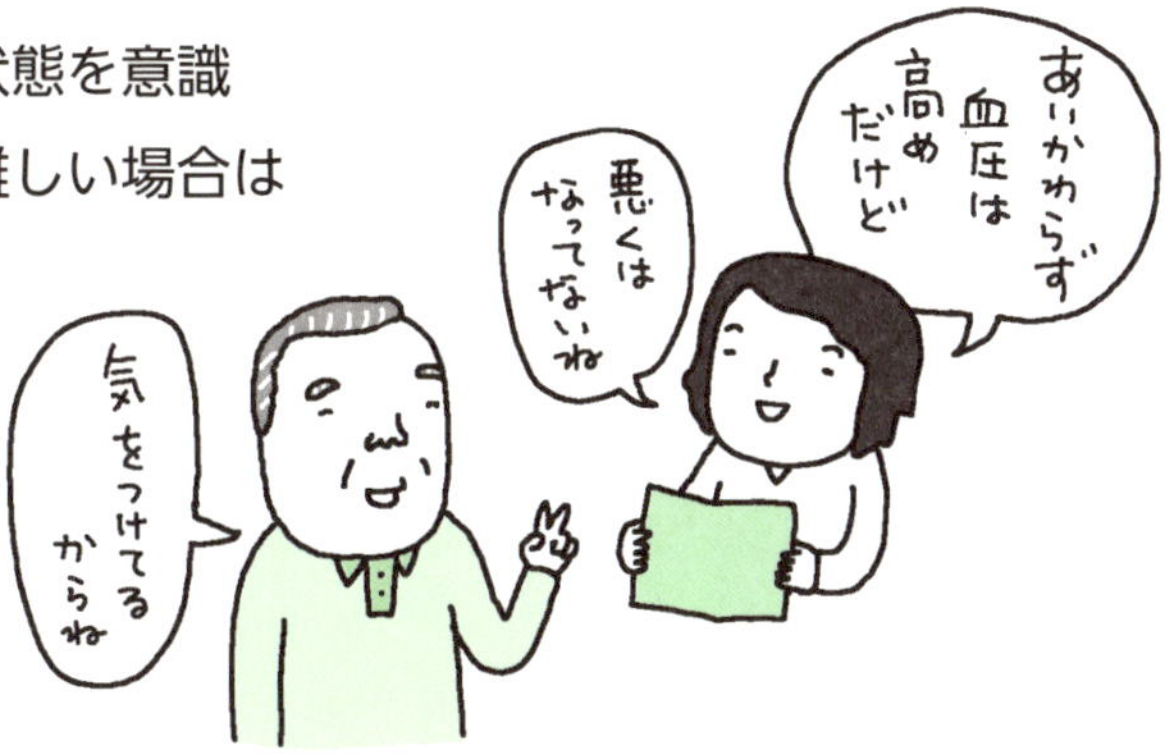
あいかわらず血圧は高めだけど
悪くはなってないね
気をつけてるからね

くことができます。

認知症が進行してしまってからだと、「大丈夫だ、かまわないでくれ」などと家族の関与を拒むことがあります。「どうでもよい」と健康に関心がなくなる場合もありますし、自分が心身ともに衰えてきたことを家族に知られたくないという気持ちのあらわれである場合もあります。

早期から健康管理に関わっておくことで、そうした抵抗感を少なくできるかもしれません。また、認知症の人にはそうした心理があるのだと意識し、体調を気遣うときも、あまり感情を傷つけずに接するように工夫できるとよいでしょう。

服薬など、治療の管理が困難な場合

は医師に相談します。治療のコントロールがよくない患者さんのための治療法に切り替えられる場合もあります。

ご説明した糖尿病の例でいうと、糖尿病と認知症を合併している患者さんはけっして少なくありません。毎食ごとに薬をのむことが難しい患者さんもおおぜいいるのです。たとえば週に一度の投与で効果が持続する薬剤もあります。また介護と連携することで家族の負担を減らしたり、一人暮らしでも治療が継続できるようになることもあります。プロは介護のテクニック、家族は「心の介護」という面があります。

世代を問わず注意が必要なケモブレイン

種類にもよりますが多くのがんは、高齢になるほどリスクが高まります。認知症とがんを合併することも少なくはありません。現在、日本人の2人に1人が一生のうち一度はがんになるといわれています。このなかには認知症患者さんも含まれます。

がん治療として化学療法や放射線療法、ホルモン療法を行うことで、一時的にもの覚えが悪くなる、言葉が出づらくなる、頭のなかがもやもやと晴れず考えがまとまらないなどの症状があらわれることがあります。

これらの症状を、ケモブレイン（chemo brain：化学療法による脳への影響）と呼びます。がん治療が脳に影響し、一時的に記憶力、思考力、集中力などが低下するもので、がん治療の副作用のうちの一つと考えられています。

ケモブレインの症状は世代を問わず見られます。しかし、これが高齢者に生じると、「認知症になった」「認知症が悪化した」と誤解されてしまいます。また、痛みなどの体の症状に比べて、こうした脳の機能の低下のような症状ははっきり自覚したり、言葉にして訴えたりしにくいものです。認知機能の低下している方であれば、なおさら難しいでしょう。

ケモブレインの症状自体は以前から報告されていましたが、個人差も大きく、体系立った研究はこれからという段階で、詳しいメカニズムや治療法もまだわかっていません。

ケモブレインもまた認知症と誤解されやすく、また認知症との合併で発見が難しくなる状態の一つです。いずれにしても大切な病的状態ですので、心に留めておいてください。

がんの治療後、時間の経過とともに回復すると考えられていますが、回復に数年かかるケースもあります。回復に、脳トレのようなリハビリが効果をあらわすこともあるようです。

認知症の症状を穏やかに

認知症と診断されると、皆さんショックを受け、悲しまれます。患者さんだけでなく、ご家族など周囲の方も驚き、同時に不安になられることでしょう。しかしこれまでご説明してきたように「認知症」という診断には幅広い解釈があります。なんらかの原因不明の認知機能の低下を指している場合もありますし、検査をしてみるとはっきりとアルツハイマー型認知症と診断できる所見がある場合もあります。

生活や健康管理面でさまざまな配慮や対応が必要という状況は同じですが、前者である場合も可能性として心に留めておき、原因となる疾患や環境要因の発見のために気をつけておく必要があります。

後者である場合も、認知症といっても症状は一定ではありません。症状を増悪させてしまう要因に注意し、それらをケアするようにしましょう。また認知症であるがゆえに複雑になる健康管理にも気を配ります。

患者さんが心理的、身体的に落ちつくことで認知症の症状、とくにＢＰＳＤと呼ばれる部分は大きく改善します。次章では、症状を悪化させないための体調管理についてご説明します。

第4章

体の不調で低下する認知機能

体の不調で認知症もどきになる？

夏に増える症状悪化

認知症は進行性の病気ですが、中核となる症状は基本的にゆっくり進行します。一方ＢＰＳＤ（周辺症状）は、心理状態、精神状態、体調や環境などから影響を受けます。認知症の症状が急に悪化したり、症状の変動が激しかったりするときはこうしたケースかもしれません。

夏は認知症患者さんからの相談が増えます。ご家族によると、患者さんが最近までできていたことができなくなったり、急にぼーっとしたり、受け答えが悪くなったりするといいます。夏場のこうした訴えは、暑さや脱水が原因であることが多いのです。

気温が高いだけでも、体に負担がかかり、体力が落ち、認知機能は衰えやすくなります。汗をかいていなくても、体の水分は蒸発して失われていきます。熱中症や脱水を起こすと、認知機能の低下、意識障害を始め、さまざまな不調につながります。脱水によって血液の循環が悪化し、血栓が作られやすくなり、脳疾患や心臓疾患のリスクが高まることもあり、注意が必要です。

エアコン、扇風機を使い、暑いときは無理な運動をせず、適度に休息をとり、こまめに水分補給を行います。水分補給は少しずつ、何度も行いましょう。

これが高齢者の場合、本人が暑さや喉の渇きに自覚がないことがあるのでさらに注意が必要です。温度計を見て室温をチェックし、時間を決めて水分をとるようにしましょう。元気であれば特別なものを飲む必要はなく、ふだん飲んでいるお茶や水、食事のときのお味噌汁やスープなどで十分です。ただしアルコールやカフェインは利尿作用が強く水分補給には不向きです。

周囲の人が脱水症状をチェック

高齢者は認知症でなくても感覚機能が弱くなっています。さらに認知機能が低下するにつれ、たとえ不調があっても周囲に訴えることが困難になります。

さらに高齢者では脱水を起こしやすい人が増えます。腎臓病、糖尿病の人は体の水分調節機能が低下していますので、より脱水リスクが高くなります。降圧剤など、使用している治療薬によっては利尿作用がありますので、尿が排出されやすく水分が不足しがちになります。また、活動量が減って筋力が衰えると体に水分を保持する力も低下します。

ふだんからトイレが近い人、歩行困難や認知症などでトイレ介助が必要な人は、トイレに行く回数を減らすために水分摂取を控えてしまうことがありますが危険です。水分摂取を促すとともに、より気兼ねなくトイレに行きやすい環境を整えるなど工夫が必要です。

食事の量が減っている場合も脱水リスクが高くなります。通常高齢者が一日に必要とする水分量は2~2・5Lで、そのうち1~1・5Lを食事から摂っています。食事の量が減っている場合は、その分摂取する水分を増やさなくてはなりません。

気づきにくい高齢者の脱水症状ですが、軽度の脱水でも、皮膚や唇の乾燥が見られることがあります。口の中が乾いていて、ふだんより話しにくそうにしていたら脱水かもしれません。汗をかいていることで脱水に気づくこともありますが、さらに脱水が進行すると汗の量は減ります。脱水のために血流が悪くなってむくみが起きることもあります。この段階でめまいやふらつきなども生じます。

さらに悪化すると、意識障害、頭痛や吐き気などがあらわれますが、うまく伝えられない場合は、機嫌が悪く見えたり、食事を拒んだりすることもあります。嘔吐、下痢があらわれることもあります。トイレに行く回数も減っているでしょう。

脱水症状に気づいたら、すぐに水分補給を行います。水分と同時に塩分などのミネラルも失われていますので、梅干やお漬物を一緒に食べたり、飲み物へ指先にひとつまみ塩を入れたりして補います。あれば、経口補水液を飲ませてもよいでしょう。涼しい場所で休息し様子を見ます。回復しない場合や、体調が悪化した場合はすぐに受診します。意識を失ったり、けいれんを起こしている場合はさらに危険なので、すみやかに医療機関で処置を受けましょう。

脱水症状のサイン

- 皮膚や唇の乾燥
- 口の中の乾燥
- トイレの回数が減る
- 汗をかく
  → 汗の量が減る
- 血行障害
  (冷え、むくみなど)
- めまい、ふらつき
- 頭痛、吐き気
- 下痢

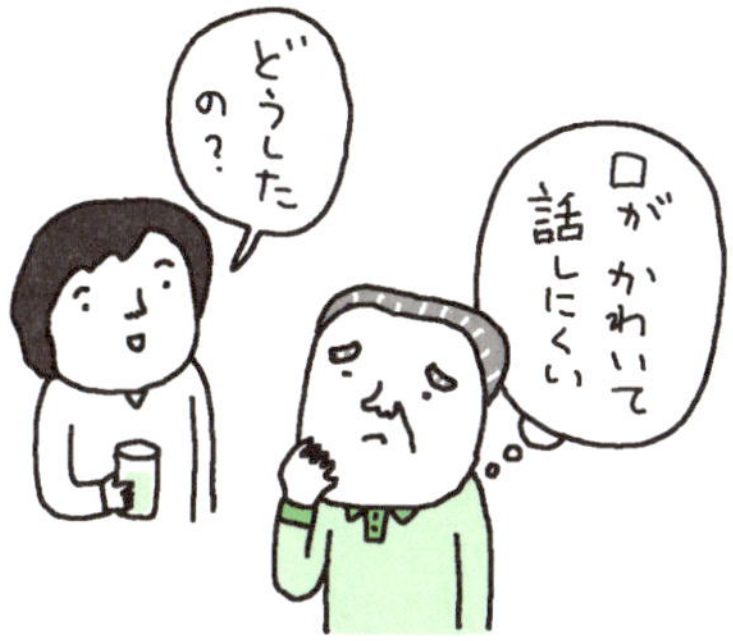

すぐに水分補給を

体調がよくない場合は

- 意識がない、もうろうとしている
- けいれんを起こしている

↓

受診する

運動機能の低下

フレイルとサルコペニア

フレイルは、海外の老年医学の分野で使われているフレイルティ（Frailty：虚弱）から派生した言葉で、「健康」と「要介護状態」の間の状態です。すでに弱っている虚弱状態とは区別して、「運動や社会活動などを行うことで健康な状態に戻れる可能性がある」という意味を持つ言葉です。

フレイルは運動能力の衰えだけではなく、認知機能の低下やうつ病などによるもの、また家族との別離や社会的なつながりが希薄になることによるものもあります。フレイルは、フレイル状態に気づいて、なんらかの働きかけを行い、機能を回復させ、寝たきりを予防しようという

フレイルの診断基準

① 体重減少
（1年で体重が4.5kg 以上、自然に減少）

② 疲労感

③ 筋力の低下

④ 歩行スピードが遅い

⑤ 身体活動が低い

上記のうち3つ以上の項目にあてはまる

考え方です。

いずれにしても高齢者が快適に社交性を保って活動するためには、体力や運動能力が大きな資本となります。

自分の意思で、そして自分の足で歩き続けるために重要なのは、まずは筋力です。筋肉が落ち、筋力が低下することをサルコペニアといいます。これは、ギリシャ語のサルコ（sarx：筋肉）とペニア（penia：減少）の造語で、加齢による一次性のものと、病気や栄養不足、運動不足によって生じる二次性のものがあります。また、どちらにも当てはまる人もいます。

サルコペニアを予防するためには、なるべく活動的に過ごすことが有効です。社会とのつながりを持ち、自分でできることはなるべく自分で行い、張り合いを持って暮らすことが大切です。

サルコペニアの診断基準 European Working Group on Sarcopenia in Older People (EWGSOP)

以下の①に加えて、②か③があること

① 筋肉の量（ALM：四肢筋肉骨格量）の減少

ALM÷身長（m）の2乗
- 男性：7.23 kg/㎡以下
- 女性：5.67 kg/㎡以下

② （握力などの）筋力の低下

- 男性：30kg未満
- 女性：20kg未満

③ （歩く速度など）身体機能の低下

0.8m/秒以下

気力、体力、運動能力、コミュニケーション能力、食欲といった生活の基本となる要素は、互いに関わりがあるため、どれかが損なわれると、全体的に機能が低下してしまいます。また高齢期は、それらすべてがちょっとしたことで影響を受けやすくなっています。

ですから、筋力を保持するためには、筋トレだけでなく、心身の健康を総合的に考えていきましょう。

転倒に気をつける

高齢でも能力に応じて活発に過ごすことはたいへんよいことです。社会的な活動や交流が認知機能の維持や改善に有効だという研究もあります。また運動は、筋力、心肺機能を高め、生活習慣病のリスクを下げます。

一方で加齢による全体的な影響は個人差こそあるものの避けることはできないため、若い頃と比べれば身体のさまざまな機能は衰え、疲れやすくなり、病気などのリスクも高まります。

注意したいのが転倒です。筋力が衰え、足腰が弱ると、転倒しやすくなります。足が上がらないために小さな段差にもつまずきやすくなりますし、バランス感覚も衰えています。また、体を支える力も弱っていますから、若いときは倒れなかったような場面で転んでしまいます。さらに、転倒から受けるダメージも大きくなります。

ひとたび転んだのをきっかけに寝たきりになってしまうことも少なくありません。骨折して歩けない期間が長引いているうちに筋力が弱り、歩けなくなってしまうケースも多いのですが、心理的な影響も大きいものです。

一度転倒してケガをしたのをきっかけに、「もう転びたくない」と、外出しなくなる人もいます。転ぶことへの恐怖から、活動が消極的になってしまうのです。これを「転倒恐怖」「転倒後症候群」といいます。

家族が「危ないから出かけちゃダメ」と外出を禁止してしまうこともあります。

確かに転倒をきっかけにたいへんな事態になってしまうリスクはありますが、活動が低下することによる影響も大きいものです。外出しないことで高齢者のＱＯＬは大きく下がってしまいます。

そして、高齢者が転倒する場所は、必ずしも外出先とは限りません。実は高齢者の転倒が多いのは自宅や自宅付近です。寝たきり予防をトータルで考えた場合は、もしかしたら家の中や周囲の整備をして、つまづきやすい段差や障害物を取り除いたり、杖を利用したりすることのほうが、外出を控えるより有効である場合も多いでしょう。

転倒に注意しつつ、安全に、そしていきいきと暮らせる環境を整えましょう。

1 加齢とともに体力が低下する

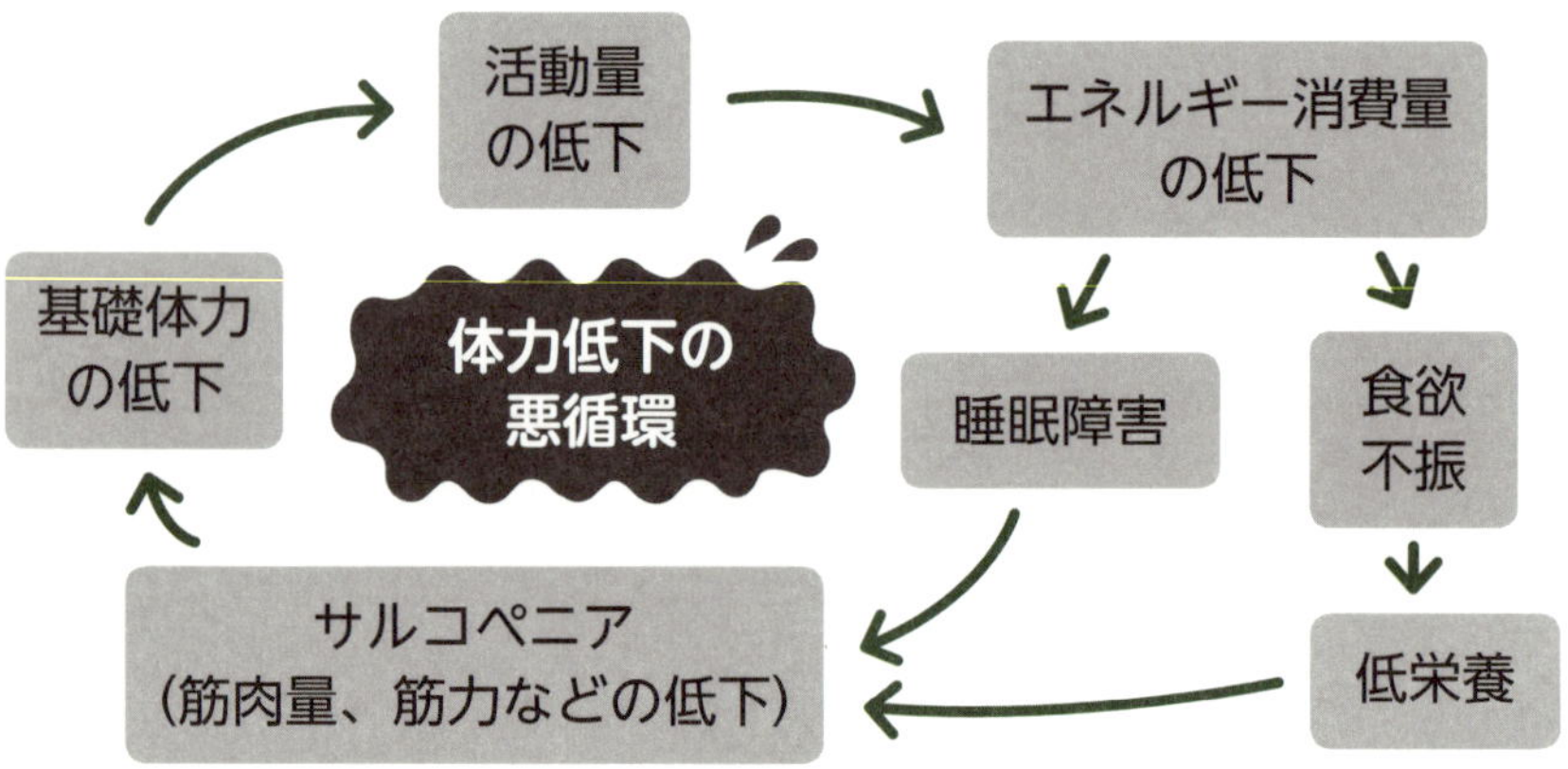

やがては…

このような事態にもつながる

摂食障害　嚥下障害　転倒　転倒恐怖　骨折　貧血

便秘　脱水　失禁　骨粗しょう症　ひきこもり

さらに…

2 さまざまな病気のリスクが高まる

高血圧　糖尿病　神経疾患（パーキンソン病など）　がん

脳血管障害（脳卒中、脳梗塞など）　認知症（アルツハイマー、正常圧水頭症など）　心疾患（心筋梗塞など）　腎不全

運動機能が衰える流れ

加齢ともに運動機能が衰えます。それとともに、認知症の症状の悪化や、他の病気のリスクなどが高まります。

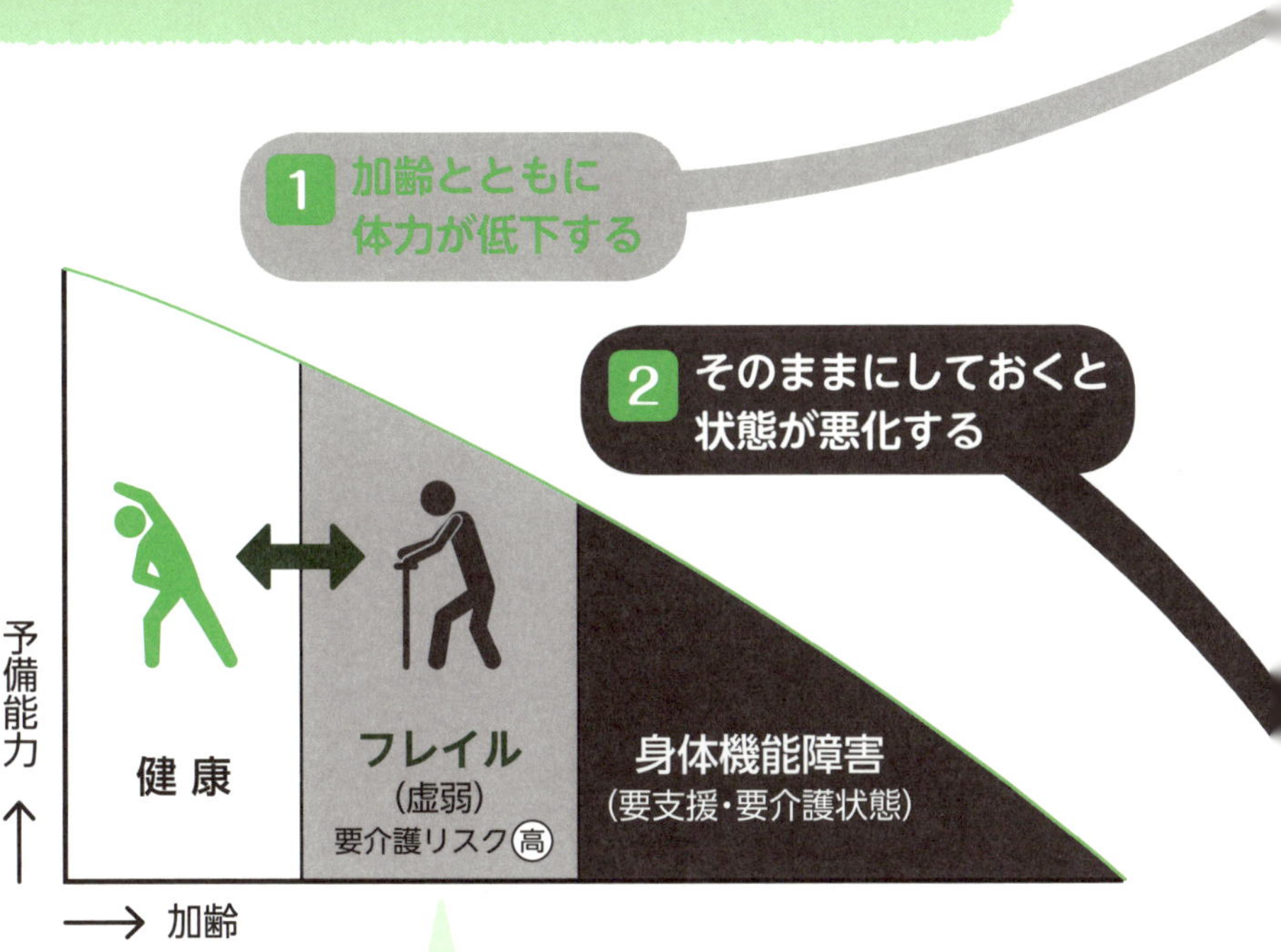

「フレイル」は「健康」と「機能障害」との中間

この段階なら、以下の３つを中心に取りくむことで…

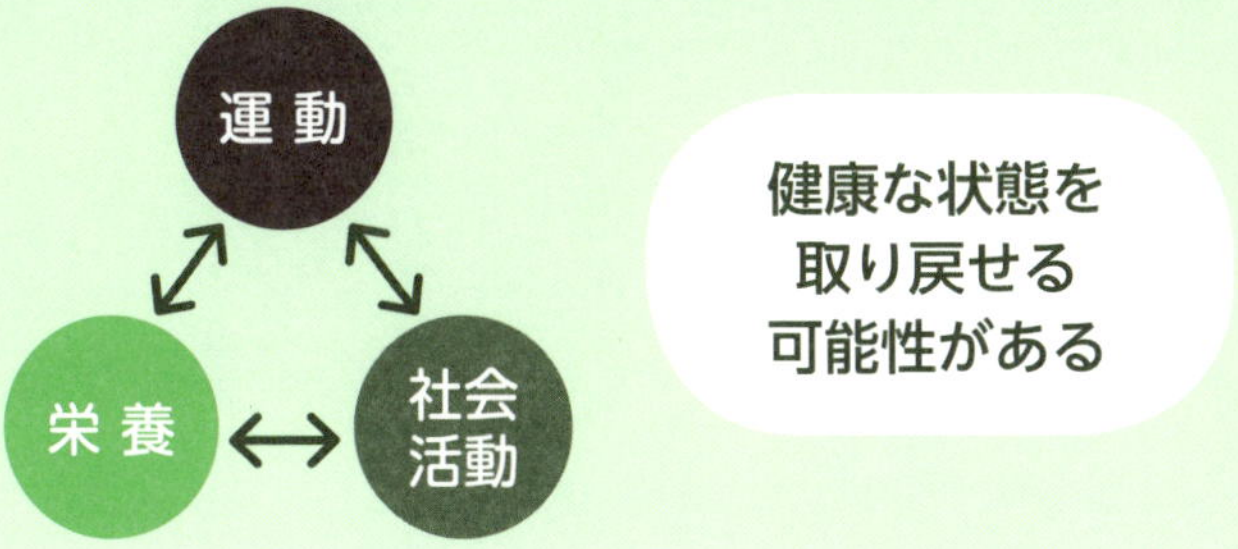

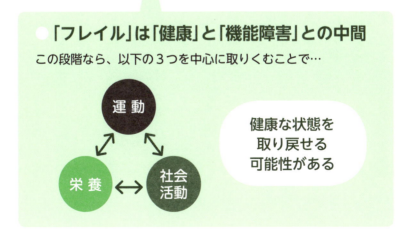

聴力・視力の低下

年齢を重ねれば聴力、視力はどなたでも弱っていきます。こうした症状は徐々にあらわれるので、日々の暮らしの中で不便さにも慣れてしまい、対処が後回しになりがちです。しかし聴こえづらい、見えにくいままにしていると認知機能を低下させてしまうことがあります。

脳に入ってくる情報の大半は、聴覚と視覚によるものです。ですから聴力や視力が低下すると、インプットされる情報量が減り、脳を刺激する機会が減ります。

また、人の話が聞こえにくくなると、会話も苦痛になってしまいます。何度も聞き返したりすることでコミュニケーションがしづらくなったり、孤立しがちになったりするなどの心理的な影響も少なくありません。

呼びかけに反応しない、話を理解できない、会話が成り立たないといった様子から、聞こえが悪いことに気づかず、認知症と間違われてしまうことがあります。

「認知負荷理論」という脳への影響もあります。難聴の人は正常な聴力の人と比較すると、脳のエネルギーを聴き取りにたくさん使います。そのため記憶や注意に十分なエネルギーが使えないのです。中年期に聴力の低下がある人は、ない人に比べて認知症リスクが

2倍というデータもあります。

聞き取りにくい、会話が成立しづらいなどの様子が見られたら耳鼻咽喉科を受診しましょう。補聴器を使ったり、周囲の人がわかりやすく伝える工夫をしたりすることで改善する可能性があります。

また、視力の低下も影響があります。ものが見えづらくなることで眼精疲労を起こしやすくなります。メガネを使用している人は定期的に度が合っているか、フレームの形がフィットしているかチェックしましょう。

認知症になると注意を向けられる視野が狭くなります。視力の低下と併せて、いっそう周囲にバランスよく注意を向けることが難しくなり、ぶつかったり、転んだりしやすくなります。

また、高齢で視力が0.1以下の人の中には、幻視、錯覚などの症状があらわれるケースもあります。眼球という末梢からの情報入力がないので、中枢がしびれをきらして誤作動を起こしてしまうことが一因であると考えられています。

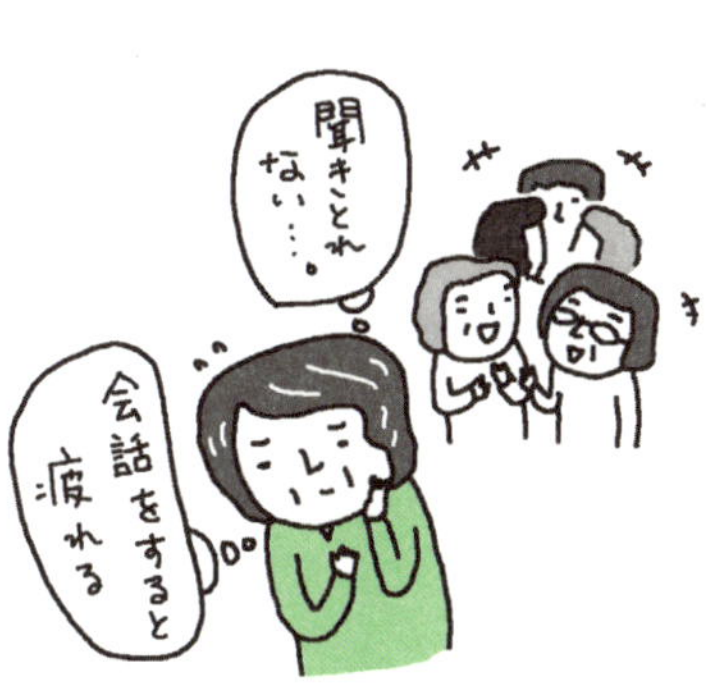
聞きとれない…
会話をすると疲れる

会話がおっくうになり
コミュニケーションも減りがちに

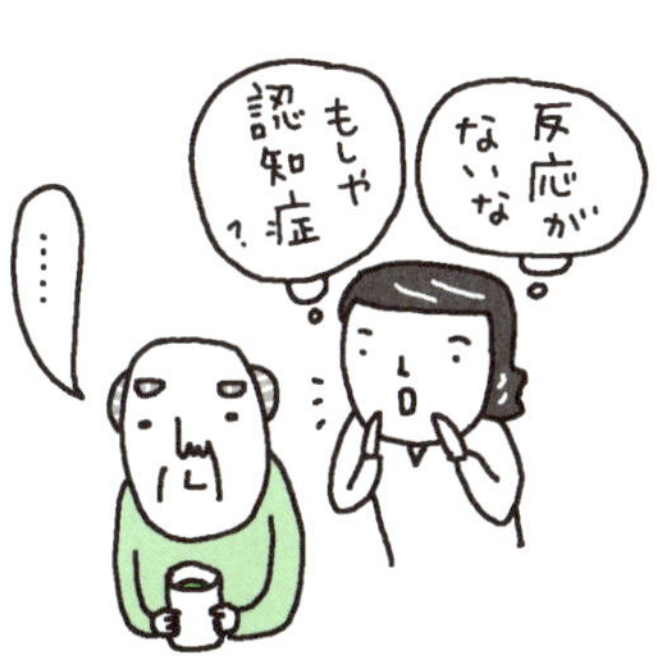
反応がないな
もしや認知症?
……

聴力の低下に気づかれず認知症と
間違われてしまうことも

歯周病・咀嚼力の低下

歯周病は60代以降の有病率が約90％（厚生労働省『平成26年度 国民医療費の概況／患者調査の概況』）と非常に高く、しかも全身にさまざまな影響のある病気です。

歯周病は、歯と歯茎の間にできたプラーク（歯垢《しこう》）の中の細菌によって、歯茎が炎症を起こし、歯を支えている骨を溶かす病気です。プラークの成分は、細菌や微生物などで、プラーク1㎎あたり約1億個以上もの細菌が含まれています。プラークは歯の表面だけでなく、歯周ポケットにも付着します。プラークを取り除かないでいると硬くなり、歯石に変化します。歯石があると炎症を起こしやすくなって、歯周病を招き、さらに患部から毒素（歯周病菌）を出します。

歯周病菌が恐ろしいのは歯根部から血管に入り込むことで、口の中だけに留まらず全身を巡り、感染症を起こしたり、糖尿病や腎臓病、肺炎、さらにはアルツハイマー型認知症などの慢性の病気を悪化させたりします。

また、高齢者が歯を失う原因の圧倒的多数は虫歯ではなく歯周病です。歯を失ってしまうと、咀嚼力は低下し、誤嚥リスクも高まります。

これらのことから考えてみると、歯周病の治療をすることは、歯を失うリスクを減らすとともに、歯周病が治ると糖尿病の検査値が改善するというようにいろいろな病気のリスクを減らすことにもつながります。口腔内を清潔に保ち、定期的に歯科検診を受け、歯や口腔内の健康にも気をつけましょう。

すでに入れ歯を使っている人は、入れ歯のメンテナンスも行いましょう。作ってから時間がたつと、入れ歯が合わなくなることもあります。ぐらぐらして噛みにくい入れ歯を治したところ、また快適に食べられるようになり元気になったという方もいらっしゃいます。

入れ歯も含め、噛み合わせがよくなると、口の中のトラブルが減って力も入れやすくなり運動能力も高まります。また、話しやすくなるなど、生活への影響も大きいものです。

歯周ポケット内もきれいに

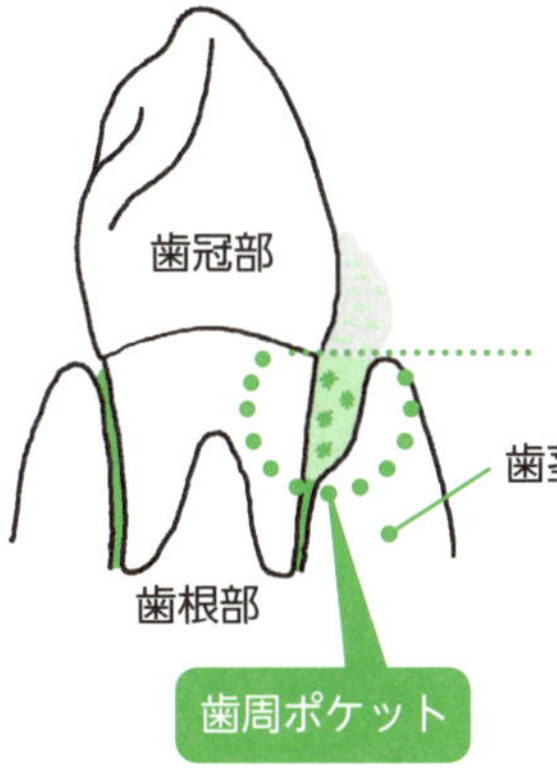

誤嚥性肺炎

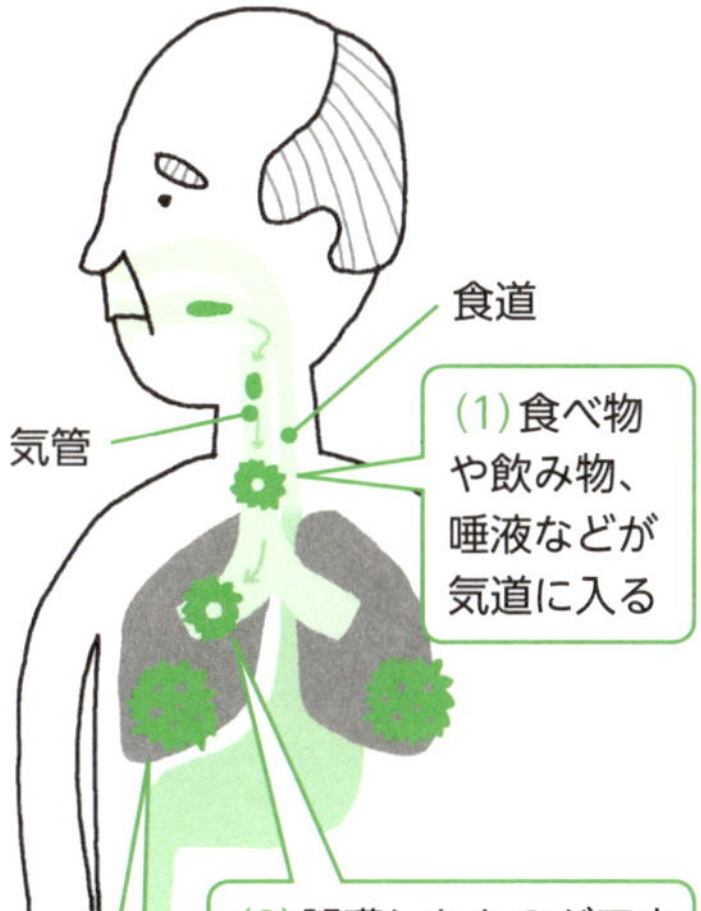

貧血

貧血は若い女性に多いイメージですが、高齢者にも多く、立ちくらみやめまい、疲れやすさなどの症状があります。原因には、鉄分不足、病気による血液や血液中の成分の損失などがありますが、貧血の80〜90%は、鉄分不足による鉄欠乏性貧血です。

赤血球の中で酸素を運ぶ働きをしているヘモグロビンの材料は鉄分です。鉄分が不足するとヘモグロビンも働きが悪くなり、体に酸素が行き渡りにくくなります。

鉄欠乏貧血は栄養不足の他、がんなどの病気で胃や大腸から出血することでも起こります。また薬の副作用で起こることもあります。高齢者は食事量の減少で鉄分の摂取が減ったり、胃液の分泌低下で鉄分が吸収されにくくなったりして鉄不足が起こりやすくなっています。

またなんらかの病気が原因となって血液が作れない状態から貧血となることもあります。原因が特定できないときに老人性貧血と呼ばれることもあります。加齢による機能低下のために血液の産生や、働きが悪くなっている状態です。

血液中の酸素が不足する低酸素血症によって、心不全、呼吸不全などとともに、認知機能が低下して、認知症のような症状があらわれることがあります。

なお、貧血予防に鉄分の摂取は重要です。鉄分も不足しないようにバランスよく栄養を摂るようにしましょう。

肉や魚などに含まれる鉄分はヘム鉄といって吸収されやすいのですが、ビタミンCと一緒に摂取するとさらに吸収がよくなります。

鉄分は肉や魚の他には、緑黄色野菜、卵、乳製品、玄米などにも多く含まれています。

治療は鉄欠乏貧血の場合は、鉄剤を使用します。他の病気がある場合はそちらを治療します。老人性貧血の場合は、積極的に治療をせず、経過を見る場合もあります。

貧血の主な種類

●鉄欠乏性貧血	貧血の人の80〜90％
●再生不良性貧血	血液中の赤血球、白血球などが減少する
●悪性貧血	ビタミンB_{12}の欠乏
●溶血性貧血	血液中の赤血球が壊れる
●二次性貧血	何かの病気によって生じる貧血

ビタミン類の欠乏

名前にビタミンとつく栄養素はたくさんあります。栄養素として不可欠なビタミンの種類は13種類です。いずれも、主にたんぱく質などの栄養素が体内で働くためにサポートする働きをしています。

ビタミンは微量栄養素とも呼ばれ、三大栄養素（たんぱく質、脂質、炭水化物）と比較すると少ない量で足りる栄養素ですが、不足すると欠乏症を起こしてしまいます。量は少なくても絶対に必要な存在なのです。

栄養素として不可欠なビタミンには、水に溶けやすく、加熱に弱い性質がある水溶性ビタミン（ビタミンB_1、B_2、B_6、B_9、B_{12}、ナイアシン、パントテン酸、ビオチン、ビタミンC）と、油脂に溶ける性質がある脂溶性ビタミンが（ビタミンA、D、E、K）に分けられます。水溶性のビタミンは加熱調理せずに生食で、脂溶性ビタミンは油脂類と一緒に摂ると、より効率的に摂取できます。

ビタミンの不足が、認知機能に影響することもあります。とくに注意したいのは、ビタミンB群で、B_6、B_9、B_{12}の欠乏です。

ビタミンB6

ビタミンB_2と一緒に摂ることで、食品中のたんぱく質をエネルギーに変えたり、血液や筋肉などを作る際にサポートをしています。たんぱく質をたくさん摂っている人はビタミンB_6も同時に摂取することがよいとされています。なお、ビタミンB_6の一部は、腸内細菌によって、私たちの体内でも作られます。

不足すると？

皮膚炎、胃炎、貧血、口内炎、
不眠症、イライラ、
脳波の異常など

過剰摂取をすると、神経症、腹部膨満感などがあるという報告があります。

ビタミンB_6が含まれる食材
（水溶性ビタミン）

牛レバー、マグロ、カツオ、アジ、サンマ、玄米などの穀類、納豆、牛乳、卵、ブロッコリー、焼海苔、バナナなど

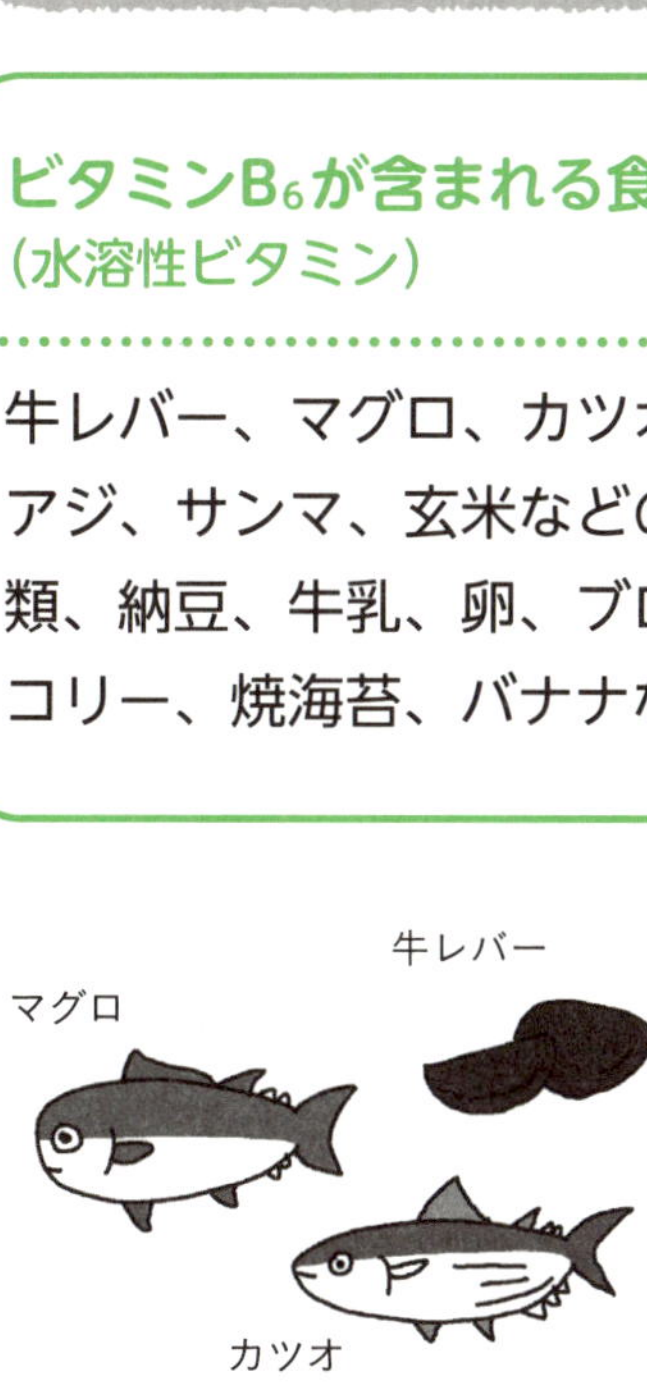

ビタミン B_9

葉酸という名前で知られていて、ビタミンM、プテロイルグルタミン酸とも呼ばれています。ビタミンB_{12}と一緒に働いて赤血球をつくるので、造血のビタミンという呼び名もあります。赤血球は血液の主成分で、体中に酸素を届けます。また、細胞を増やしたり、DNAを作るサポートもしています。記憶障害やうつ病などの予防にも役立つといわれています。

不足すると？

口内炎、肌荒れ、貧血、腸炎、悪性貧血

ビタミンB_9が含まれる食材
（水溶性ビタミン）

鶏レバー、ほうれん草、菜の花、大豆、モロヘイヤ、ブロッコリーなど

葉酸は、水溶性のビタミンで、熱に弱いので、調理の際は、生で食べられるときは、加熱していない食材をとりましょう。
サプリメントなどの場合は過剰摂取による神経障害などの報告があります。

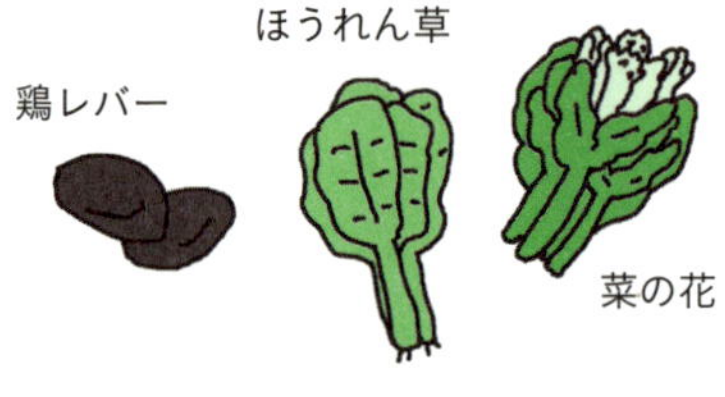

ビタミン B12

ビタミンB_9（葉酸）と一緒に働いて赤血球をつくったり、酸素を運搬するたんぱく質であるヘモグロビンを作るのをサポートします。赤血球が過剰に増えたり減ったりすることで悪性の貧血になる場合があります。赤血球の不足は、酸素不足につながるのでエネルギーを生み出す効率も悪くなります。細胞を増やしたり、DNAの合成にも関係しています。

不足すると？

悪性貧血、口内炎、神経（しびれなど）・精神障害、不眠、また、脳の神経を正常に保つ役割もあります。極端な偏食でなければ、不足することは少ないでしょう。

過剰摂取をしても、必要以上には吸収されないため、摂り過ぎを気にすることはありません。

ビタミンB_{12}が含まれる食材（水溶性ビタミン）

牛レバー、イクラ、牛肉、タラコ、カキ、アサリ、シジミ、ハマグリ、イワシなど

肉など、動物性たんぱく質を食べない人には不足しがちです。

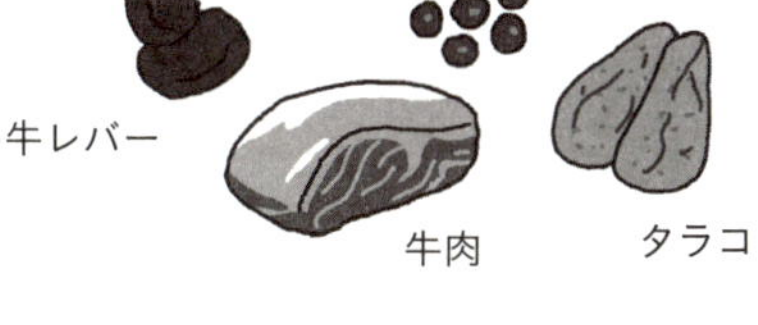

アルコールの摂り過ぎ

お酒を飲むことで問題となるのは、飲み過ぎ、アルコール依存、そしてつまみを食べずお酒ばかり飲むことです。

食事をせずお酒ばかり飲んでいると、ビタミンB_1（チアミン）が不足します。アルコールは胃を通った後、小腸で吸収され血管を通じて肝臓に行きます。ここでアセトアルデヒドという物質に変化するのですが、このとき体内のビタミンB_1が消費されます。

ですからお酒を飲む際は、食事でビタミンB_1を補わないとビタミンB_1が不足してしまいます。ビタミンB_1には、ごはんなどの糖質からエネルギーを作る働きもあり、脳神経系の機能にも必要な栄養です。ビタミンB_1を含む食品は玄米、豚肉、大豆、ゴマなどです。

また、お酒を長期的に大量に摂取すると、ビタミンB_1の欠乏が進み、ウェルニッケ・コルサコフ症候群という病気を引き起こす可能性があります。これは、脳の中枢神経が侵されるウェルニッケ脳症と、その後遺症であるコルサコフ症候群が組み合わされた記憶障害です。注意力散漫、せん妄、昏睡までさまざまな程度の意識障害、目が動かせなくなったり、物が二重に見えたりする眼球の運動障害、体幹が弱りまっすぐに歩けなくなる運動失調などもあります。悪化すると死亡するケースもあります。

また、アルコールを大量に摂取し続けた人に脳の海馬の萎縮がみられるという研究があります。海馬は記憶や空間認知に関わりがあります。研究によると、脳の萎縮は飲酒の量に比例するとのことです。

ウェルニッケ・コルサホフ症候群や飲酒習慣による脳の萎縮などをアルコール性認知症と呼ぶこともあります。程度が軽い場合は断酒で症状が改善することもあります。

長年、飲酒の習慣があった人は、退職などで時間が自由になると、酒量が増え、歯止めが利かなくなることがあります。飲酒は依存症も問題です。飲酒量がコントロールできなくなったら依存についても医師に相談しましょう。

アルコール依存リスクが高い環境

- 手持ち無沙汰、寂しいなどの理由でお酒を飲む
- ストレス発散のためにお酒を飲む
- 眠れなくてお酒を飲む

↓

- だんだん酒量が増え、アルコールの影響が大きくなる

↓

- ふだん飲まないような状況でもお酒が増えてしまう

お酒を減らすとともに、他のストレス解消法を見つけることが大切！

睡眠障害

加齢で運動機能や聴力、視力が低下するのと同じように、睡眠の質も低下していきます。私たちは、睡眠中に深い眠りであるノンレム睡眠（大脳を休める眠り）と浅い眠りであるレム睡眠（脳は覚醒《かくせい》状態に近い）をくり返していますが、高齢者はレム睡眠の割合が増え、小さな物音や、尿意などでも目覚めやすくなっています。

不眠に悩む高齢者は多いのですが、その多くは治療の必要がありません。世代別にみると最も睡眠時間が長いのは高齢者層ですが、一般的に高齢になると必要な睡眠時間は若い頃より減ります。また必要な睡眠時間というのも個人差が大きく、何時間眠れば十分というものはありません。朝すっきり目が覚め、日中活動的に過ごせることが目安です。

日中に眠気が残り、夜間に覚醒する生活がくり返される昼夜逆転状態では不眠治療が必要な場合もあります。認知症の症状でも昼夜逆転するなど、睡眠リズムが乱れることがあります。

日中の活動量が減ると、夜間の眠りは浅くなりがちです。「何時間寝なくては」などと時間にこだわらず、外が明るいうちはなるべく活発に過ごし、夜は眠くなってから床に入って眠る、これが基本でしょう。

不眠

不眠には、なかなか寝付けない入眠障害、ぐっすり眠った感じが得られない熟眠障害、夜中に目が覚めてしまう中途覚醒、朝早く目覚めてしまう早朝覚醒などがあります。

睡眠不足を解消するためには、まず、毎朝、起きる時間は一定にしましょう。必要な睡眠時間は個人差があります。たとえ睡眠時間が短くても、すっきりと目が覚め、日中活発に過ごすことができれば睡眠時間は足りているといえます。

不眠のパターン

入眠障害

布団に入っても1時間以上寝付けないことが多い

熟眠障害

ある程度、睡眠時間をとったけれど、起床後に熟睡した感覚がなく、すっきりしない

中途障害

夜間に尿意や物音などで目が覚めて、その後、朝まで眠れない

早朝障害

朝、予定よりも2時間ほど早く目が覚めて、その後、眠れない

- その他に眠りすぎてしまう嗜眠《しみん》という状態もある

日中、眠くてつらいときは、午後の早い時間帯に30分間ほどの短い昼寝をして補います。夕方以降の遅い時間の仮眠や、あまり長い時間昼寝をすると、かえって夜眠れなくなってしまいます。

早朝覚醒は高齢者に多く、ある程度は仕方がないのですが、まだ外が暗いうちに目覚めてしまうという人もいます。起きてしまった高齢者が家族も起こしてしまうなどトラブルになるという話もよく聞きます。そのような場合は就寝時間を遅くしてみてください。

なお、睡眠障害には不眠の他に、寝すぎてしまう嗜眠《しみん》もあります。急に脱力したり、居眠りしてしまうナルコレプシーなどが知られていますが、これは若い人に多い病気です。

高齢者の場合は、意識障害による傾眠《けいみん》があります。声をかけたりすると反応するのでうつらうつらと居眠りしているように見えます。傾眠は認知症でも起こりますが、なんらかの病気の症状である場合もあります。声をかけて目を覚ましてもまたすぐに寝てしまうような様子が続いていたら、医師に相談してみましょう。

睡眠薬を使用するときは副作用に注意

単に睡眠時間が短いという場合は治療の必要はありません。生活リズムの調整だけでは解決しないほど生活に支障が出ている場合には医療機関で治療を行います。治療は薬物療法が中心です。

睡眠薬の働きは、主に2種類に分けられます。一つは、「過剰な覚醒を抑える」薬で、もう一つは「眠気を強くする薬」です。

また、薬の作用の持続時間によって、超短時間型、短時間型、中間型、長時間型などに分類されます。たとえば寝つきが悪いが、一度眠ってしまえば朝まで寝られるという人には、早く作用して持続時間の短い超短時間型を使用します。

睡眠薬にも、当然ながら副作用があります。作用時間が短い睡眠薬では健忘、依存などがあります。作用時間が長い薬では、翌日に眠気が残ったり、ふらついたりすることがあります。転倒してけがをするケースもありますので注意が必要です。

高齢者の場合は、少量ずつ様子を見ながら処方するのがふつうです。

睡眠薬は正しく使用しよう

持ち越し効果	薬の効果が体に残ってしまった状態
ふらつき	睡眠薬による筋弛緩作用によってふらつきが出ることがある
健忘	睡眠薬服用後の記憶がなくなる
依存性／反跳性不眠	睡眠薬がないと、不眠が強くなってしまう状態

また、長期間連用していると耐性ができ、薬の効果を得にくくなってしまうことがある。
薬の量を勝手に増やしたりせず、医師の指示通りに使用する。

睡眠時無呼吸症候群（SAS）

睡眠障害の一つに、睡眠時無呼吸症候群（Sleep Apnea Syndrome）があります。頭文字をとってＳＡＳ《サス》と呼ばれることもあります。

睡眠時無呼吸症候群は、寝ている間（約7時間の睡眠）に30回以上、もしくは1時間あたり5回以上、10秒以上呼吸が止まった状態（無呼吸）があることで診断されます。

本人は自覚がないことが多いのですが、ご家族から、いびきのあとに呼吸が止まった状態になり、再びいびきをかきはじめる様子がよく聞かれます。眠りも浅く、寝相が悪かったり、寝汗をかくなどの症状が見られることもあります。日中に眠気やだるさが出るケースもあります。睡眠時無呼吸が疑われる場合は問診の後、ご自宅で行う睡眠センサーマット検査などを実施します。

睡眠時無呼吸症候群のうち、約90％を占める閉塞性《へいそくせい》睡眠時無呼吸タイプ（ＯＳＡ）では、上気道《じょうきどう》に空気が通るスペ

睡眠時無呼吸症候群（SAS）診断基準

寝ている間（約７時間の睡眠）に**30回以上**

または

１時間あたり**5回以上、10秒以上**

呼吸が止まった状態（無呼吸）がある

ースがなくなり、呼吸が止まってしまいます。太っている人に多いといわれていましたが、舌や首の形状によって痩せている人でも起こります。

また、脳から呼吸をする司令が出なくなってしまう中枢性《ちゅうすうせい》睡眠時無呼吸症候群（ＣＳＡ）というタイプもあります。

睡眠時無呼吸症候群は比較的若いうちから起こります。高齢者になると３人に１～２人が睡眠時無呼吸症候群を患っているという報告もあります。

睡眠障害がある人の認知機能障害や認知症のリスクは、ない人に比べ２倍近くになるという研究もあります。寝ている間の酸素供給の減少が神経細胞にダメージを与えている可能性も考えられます。睡眠時無呼吸症候群との関係もはっきりとはわかっていませんが、関わりがあるとする研究もあります。

睡眠時無呼吸症候群の治療は、呼吸を助ける装具を用いて行います。

ＣＰＡＰ《シーパップ》（経鼻的持続陽圧呼吸：Continuous Positive Airway Pressure）という器具を装着する治療では、鼻から一定の圧力で空気を送り、ふさがった呼吸の通り道を広げて呼吸を助けます。装置は医療保険でレンタルできます。慣れるとマスクをつけていても気にならず眠れるようになるようです。

症状が軽度の場合は歯科で使うマウスピースでも効果が得られる場合があります。重度の場合は、外科手術で、気道をふさいでしまう部位を切除する治療が行われます。

CPAP（シーパップ）療法

● 気道がつまっている状態

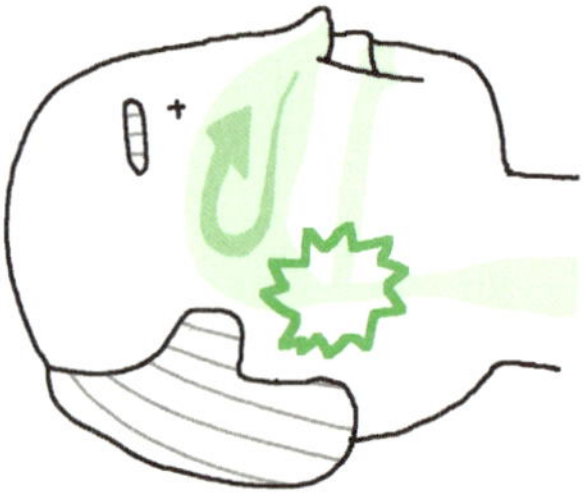

● 手術で気道を広げた状態

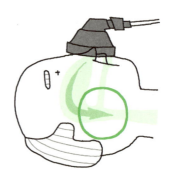

睡眠中の無呼吸状態を防ぐため、鼻に装着したマスクから気道に空気を送り続ける。

マウスピース

症状が比較的軽度の場合は、歯科で使われているマウスピースを使う。

外科的手術

あまり重症ではない患者さんで、扁桃腺《へんとうせん》が大きい方、鼻づまりがひどくCPAP療法に向かない方、口蓋垂《こうがいすい》（のどちんこ）が大きめの方などに、咽喉や鼻の空気の流れを良くする手術を行う。

コラム

認知症の昼夜逆転

認知症の患者さんに、夜寝付けず、昼間はうとうとと昼寝しがちになる「昼夜逆転」が見られることがあります。夜の睡眠が浅くなる一方で、昼寝が増え、昼寝て夜起きる傾向が強くなります。こうなると本人も苦しい思いをしていますが、夜中にうろうろしたり、大声を出したりすることで介護者を巻き込んでしまうことがあります。昼夜逆転には、興奮やせん妄を伴うこともあり、家族全体の生活の質が低下してしまいます。

一般的に、若い人に比べて高齢者は夜間の睡眠は浅いのですが、認知症の患者さんではさらに睡眠の質が低下し、眠りが浅くなりがちです。また、途切れ途切れにもなりがちです。

認知症の昼夜逆転への対策としては、本章でもお伝えしてきたように、日中の活動を増やし、夜間眠りやすい生活リズムを整えます。基本は、昼間は起きて体を動かしてもらうこと。また、熱すぎない入浴もよいでしょう。また精神的に落ちついて過ごせるように、寄り添ったコミュニケーションを増やしたり、就寝時の環境を整えることも効果があるでしょう。就寝時の環境では、次ページであげるような、睡眠を妨げるような原因がないかチェックしてみましょう。

睡眠を妨げるような原因はありませんか？

当てはまることがあれば、処置して安眠を妨げないようにしましょう。

- □ **日中の活動が少ない**

  昼間は起きてなるべく活動的に過ごしてもらいましょう

- □ **痛みや不快感がある**

  活動時は気にならなくても、就寝時に安静にすると気になるようなものもある

- □ **息苦しさ、咳などがある**

  横になることで胸部に圧力が加わって生じることがある

- □ **就寝環境がよくない**

  室内の温度、騒音、振動、明るさ、寝具が快適ではないなど

- □ **寂しい、不安を感じる**

- □ **薬の副作用**

  認知症治療薬を昼以降に服用すると覚醒してしまうことがある。また、その他の薬の作用で眠れないこともある

認知症患者さんの昼夜逆転は珍しいことではありませんが、介護者が巻き込まれて生活に支障を来している場合は、医療者やケアマネジャーに相談しましょう。

第5章

自分でできる認知症を進ませない工夫

夏に受診が増える認知症？

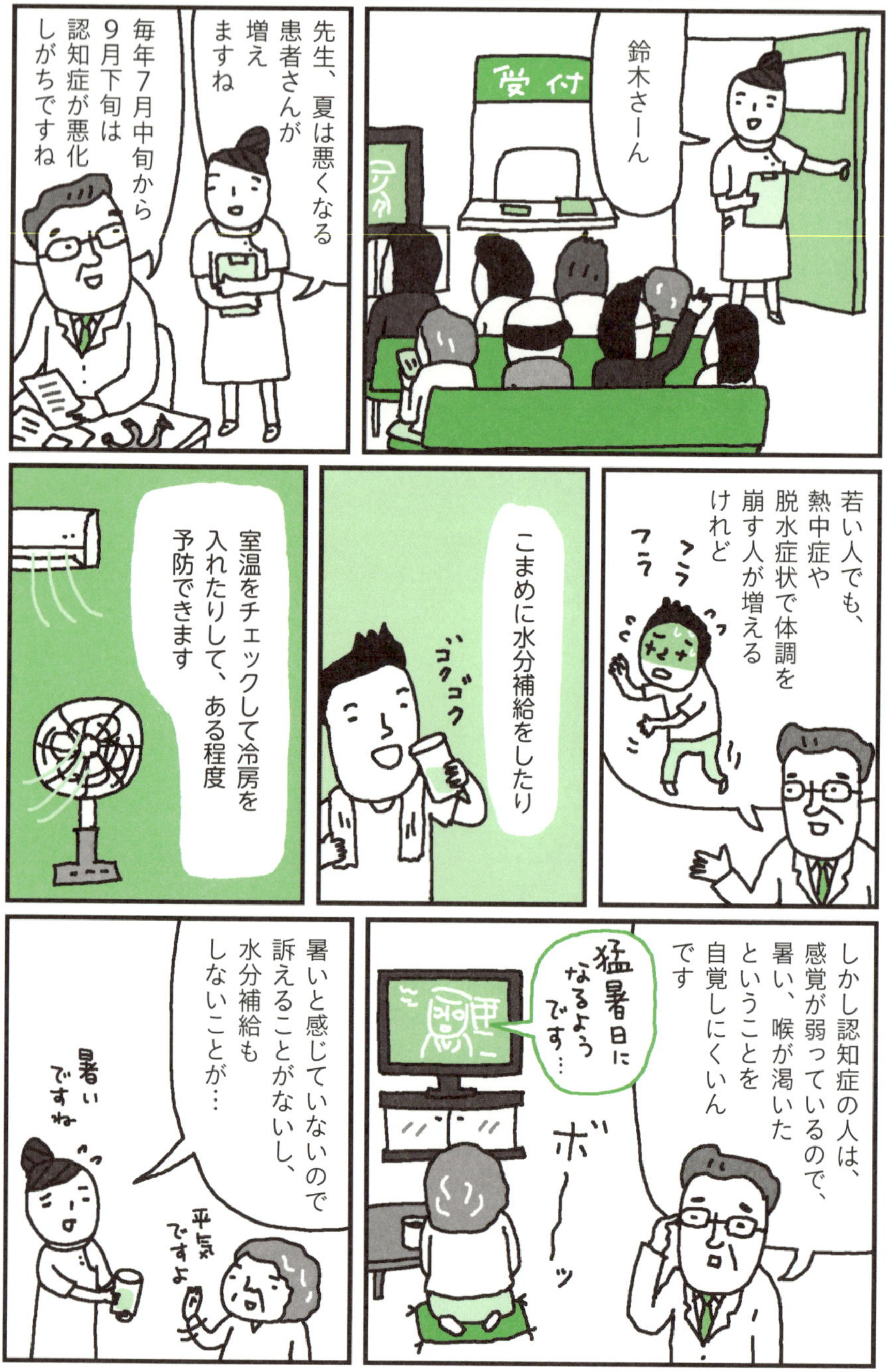
受付
鈴木さーん
先生、夏は悪くなる患者さんが増えますね
毎年7月中旬から9月下旬は認知症が悪化しがちですね
若い人でも、熱中症や脱水症状で体調を崩す人が増えるけれど
フラフラ
こまめに水分補給をしたり
ゴクゴク
室温をチェックして冷房を入れたりして、ある程度予防できます
しかし認知症の人は、感覚が弱っているので、暑い、喉が渇いたということを自覚しにくいんです
猛暑日になるようです…
ボーーッ
暑いと感じていないので訴えることがないし、水分補給もしないことが…
暑いですね
平気ですよ

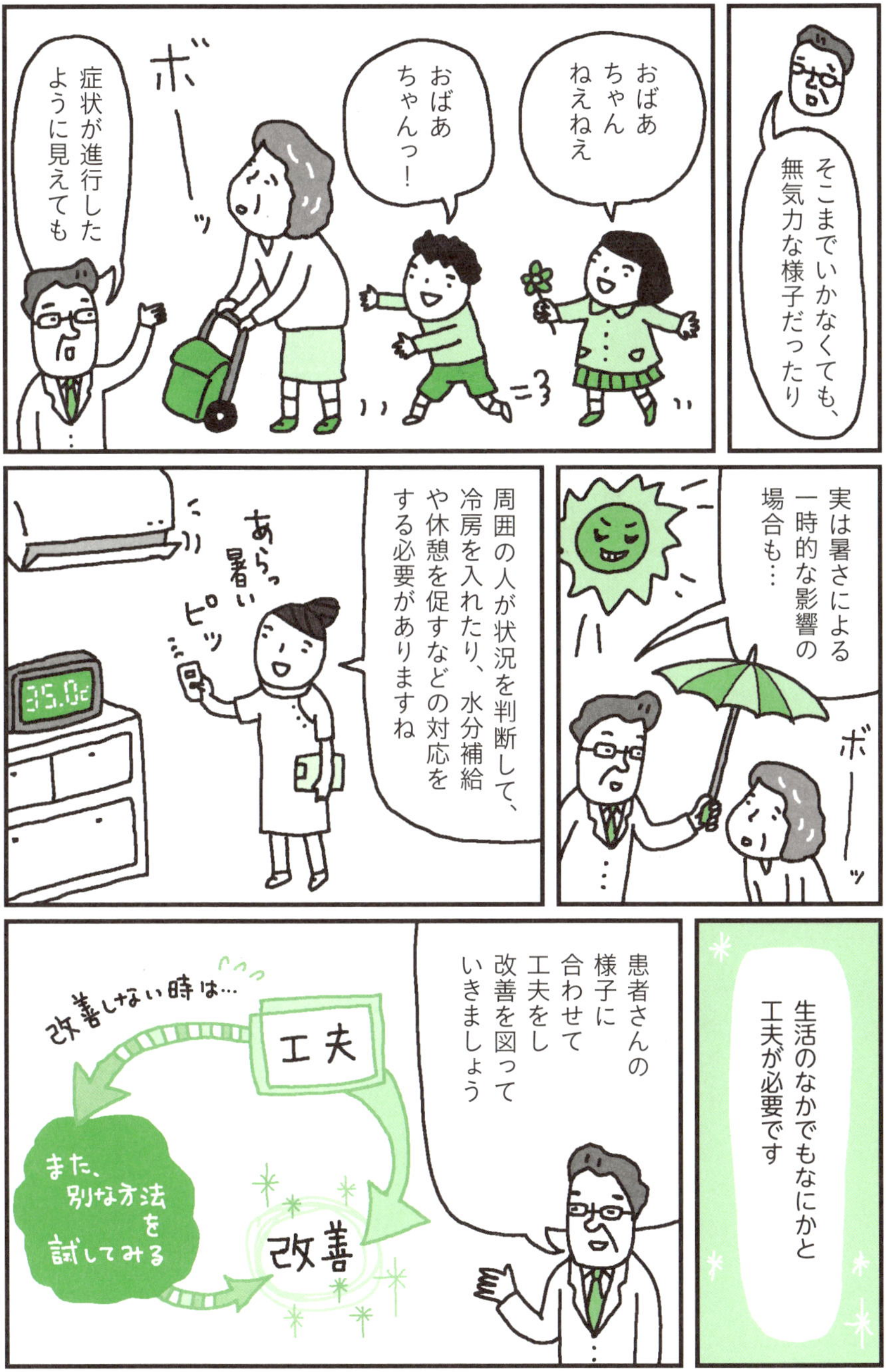
そこまでいかなくても、無気力な様子だったり
おばあちゃんねえねえ
おばあちゃんっ!
ボーーッ
症状が進行したように見えても
実は暑さによる一時的な影響の場合も…
ボーーッ
周囲の人が状況を判断して、冷房を入れたり、水分補給や休憩を促すなどの対応をする必要がありますね
あらっ暑い
ピッ
35.0c
生活のなかでもなにかと工夫が必要です
患者さんの様子に合わせて工夫をし改善を図っていきましょう
改善しない時は…
工夫
改善
また、別な方法を試してみる

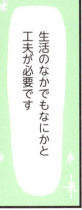

認知症リスクを減らす工夫

認知症の危険因子について考える

ここまでで述べてきたように、認知症は体全体の病気や健康状態、心理状態、精神状態と密接に関わっています。それらを総合的によい状態にすることによって、認知症やその症状もよくすることができます。

本章では生活のなかで行える認知症を進ませないための工夫についてお話しします。

２０１７年、英国の医学誌「ランセット」(Lancet) に、「認知症のリスクを高める9つの因子」をテーマにした論文が掲載されました。認知症は高齢になってから発症するものですが、脳の異変はもっと前から始まっています。認知症のリスクとなる生活習慣を変えることで、予防できる認知症もあるというのです。

また、脳がすでに衰えていても、学ぶことで認知機能が増える可能性があり、認知症発症後でも患者や家族の生活を改善できるといいます。

左ページの図を見ていただくと、健康的な生活習慣とともに、さまざまな要素が認知症発症と関わっていることがわかります。

認知症のリスクを高める9因子

小児期

中等教育の未修了
1.6倍

中年期
（45歳～65歳）

中年期の聴力低下
1.9倍

肥満
1.6倍

高血圧
1.6倍

高年期
（65歳～）

喫煙
1.6倍

抑うつ
1.9倍

運動不足
1.4倍

社会的孤立
1.6倍

２型糖尿病
1.5倍

枠内の数字は、リスクを持たない人に比べてどのくらい認知症になりやすいかを表している

Livingston G, et al. Lancet, 2017 Jul 19. より改変

規則正しい生活をする

時間の感覚を意識する

毎日決まった時間に寝起きし、三度の食事をとり、できる範囲で活動的に過ごし、時刻や曜日、季節を意識して生活しましょう。認知症の症状である見当識障害では、時間や場所の感覚が失われていきますが、ふだんから時間や季節の感覚を意識して過ごし、できるだけ感覚を保っていきましょう。毎日の日課の他に、散髪や買い物、町内会の集まり、通院や健康診断など日にちを意識してめりはりのある生活をします。

海上自衛隊では、長期に渡る船上勤務で曜日感覚が薄れてしまうため、毎週金曜日にカレーを食べるという伝統があります。不規則あるいは変化の少ない生活を送っていると、曜日の感覚をなくしがちです。毎週決まった曜日に用事を作るなど、曜日を意識した生活もよいでしょう。毎週、決まった曜日に書店で週刊誌を買ったり、離れて暮らす子どもに電話することを習慣にしているという方もいます。

また季節を意識し、衣替えや暖房など季節家電の入れ替えを行ったり、快適に暮らせるように工夫することもよいでしょう。

活動的に過ごす

高齢になるとどうしても体力が低下してきます。意欲も減退しがちで、ずっと布団に入っていたり、家に閉じこもったりしていると、ますます体力が落ち、刺激も少なくなっていきます。仕事をやめたり、趣味をやめたり、活動機会も減ってきがちです。それだけに、散歩や軽い体操でもよいです。筋力が落ちないように体を動かしましょう。

趣味やスポーツから遠ざかる人も増えますが、代わりの趣味を見つけられるとよいでしょう。若いときは好きだった釣りに行かなくなってしまったという方で、釣りの代わりに将棋を習い始めたという人がいます。華道の先生を引退した方は、引退後も生徒さんと定期的に集まってお茶を飲み、いけばなの話で盛り上がっているそうです。

「リハビリ」と構えるとおっくうに感じるものです。日課のリハビリは好きなテレビ番組を見ることとセットにしたり、出不精な人なら散歩先でコーヒーを飲むなど、自分の楽しみとなることをセットにしたら意欲が増したという人もいます。

規則正しい生活といっても硬く考えすぎることはありません。体調のよくない日にはのんびり過ごしても、また体調がよくなったら再開しましょう。

ご家族も高齢者のけがが心配で「もう年だから無理だよ」と行動を制限してしまいたくなりますが、すべて制限せず安全な範囲で自由に活動してもらいましょう。

人と会って話をする

もの忘れが増えたり、体調不良が続くと、人と会うことも消極的になり、ためらってしまいます。とはいえ、社会的な交流が減ってしまうと、刺激が少なくなり、認知機能はますます衰えていきます。

認知症の人の7割が、友人、知人との交流をやめたり、回数を減らしているという調査があります（2015年2月16日付　朝日新聞）。その理由に「約束や会う時間や場所などを忘れてしまう（44・2％）」、「電話や携帯、メールなどの通信機器を使うことが難しい（43・5％）」などがあげられています。認知機能の衰えにより、さらに社会交流が減ってしまうのです。

人とのつながりが希薄で孤立している人は寿命が短いという統計もあります。友人、知人と交流し、相手の話を聞いたり、気持ちを察したり、理解しようとしたりするとき、脳は活性化します。協調性や社会性などを担う脳の領域とその働きを「社会脳」と呼びます。認知症について、社会脳が機能しなくなる病気だと考える見方もあります。この視点では、認知症の非薬物療法として、他者との交流を維持することが認知症の予防のためには重要だといわれています。

さきほども述べた通り、認知機能が低下するにつれて他者と積極的に関わっていくことが困難になりますので、周囲の支援者が認知症の人の心情を理解して、関わりの橋渡しをするようにすることが必要でしょう。

会話で使われる脳の主な領域

前頭葉

頭の前の部分。前頭葉はさらに、前頭前野、運動野、運動前野に分けられる。前頭前野は、思考、創造、物事を実行する働きなど、脳全体の司令塔ともいわれている。

後頭葉

頭の後ろのあたり。目で見た情報をここで処理している。

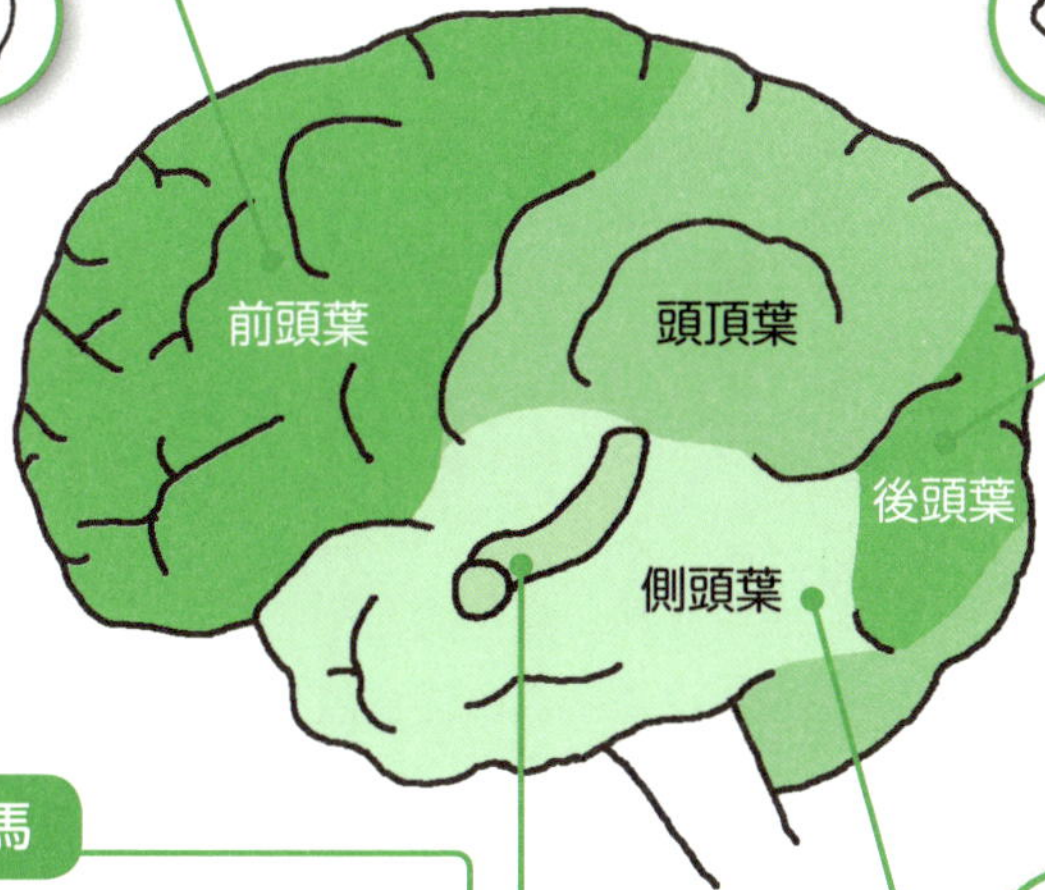

海馬

目、耳、鼻からの短期的記憶を一時的に保管し、必要な情報を判断する。

扁桃体

喜び、悲しみ、恐怖など、主に感情、情動などを管理する。

側頭葉

こめかみのあたり。聴覚の処理をしている。その他、嗅覚、感情などの情報もここで処理される。また言葉、記憶についても側頭葉で処理されている。

人との交流や知的活動は、脳への刺激となり、脳の神経ネットワークを強化させる。側頭葉や扁桃体などが、社会脳と呼ばれる領域。

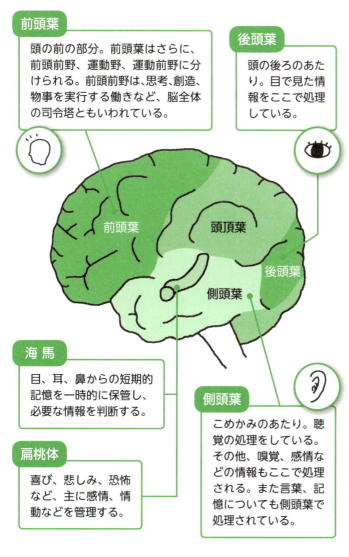

聴力・視力のケア

聴こえを補う

第4章でも聴力の話をしましたが、「耳が遠い」といわれる高齢者の難聴、加齢性難聴は、高音域から聞こえにくくなり始め、徐々に進行します。両耳とも同じように聴こえづらくなるのも特徴です。50歳頃から発症する人が増え始め、75歳以上の高齢者では7割以上の人がなんらかの聴こえづらさを感じています。

難聴では物音や呼びかけが聴こえづらく、不便さや事故なども心配されますが、それと同時に会話の中での聞き返しが増えたり、会話が成り立たないなどからコミュニケーションが困難になり、精神的な影響も大きいものです。前にも述べた通り、認知症との関係も指摘されていますので、放置はせず早めに耳鼻科を受診して対処しましょう。本人は自覚がないことも多く、身近にいる人が先に気づくケースも多いです。

加齢性難聴の場合は治療をしても聴力の改善は、あまり期待できません。補聴器や集音器で聴こえを補います。こうした機器の利用をわずらわしく感じる患者さんも少なくありません。自力で管理することが難しい場合は、医師に相談して操作の簡単な機器を選んだり、周囲の人が積極的に支援しましょう。

補聴器は耳に装着して使う医療機器で、キャッチした音を増幅《ぞうふく》して、大きく聴こえるようにします。使用者個別の聴こえに合わせて用意される小型コンピュータ的存在です。

それよりもお手軽なものとして集音器があります。集音器は、テレビなどの音が聞こえづらいときに、マイクで拾った音を手元に置いたスピーカーから聞くことができます。ただし、不要な音まで大きく聞こえ、嫌がる人もいます。

感覚機能の改善は入ってくる情報の質を高めます。快適な聴こえを目指して、いろいろ試してみるとよいでしょう。

前にも認知負荷理論としてご説明した通り、脳への負荷を減らして効率的に情報処理を行いましょう。認知機能を保つためには「我慢」は禁物で、こうした補助具を早期から積極的に使っていくほうがよいのです。

見え方を補う

見え方と認知症の関係は、聴力ほど具体的な研究は今のところありません。しかし、認知負荷理論の考えに基づくと、見えづらいのを我慢せず、メガネなどで補える部分は積極的に補っていきましょう。

高齢になると視覚も衰えてくるのが普通です。健康診断で視力検査として測定される静止視力が低下する近視だけではなく、眼球の水晶体《すいしょうたい》の働きが悪くなり近くのものが見えにくくなるいわゆる老眼、他にも眼球の運動能力が衰えて動体視力が低下するなど、いろいろな見え方の困難が起こります。

脳に入ってくる情報の80％は視覚からですので、生活への影響も少なくありません。ものが見えづらいとつまづいたり、ぶつかったりしやすくなりますし、探し物にも時間がかかります。読書をしていても疲れやすくなりますし、看板や手元の書類の文字も読みにくくなります。

手芸が得意だったのに「よく見えないから」と編み物も縫い物もやめてしまった方がいます。食事がよく見えないので食べる楽しみが減ったという方もいます。

見え方が悪くなったと感じた場合は、早めに眼科へ行って合うメガネを使用するようにしましょう。老眼だと思い込んで、市販のメガネを使っていたものの、あまり見え方が改善せず、眼科で検査を受けたところ乱視が進行していたのがわかったという方もいます。きちんと合ったメガネを作ったところ、よく見えるようになったそうです。

メガネは使っているうちに合わなくなることがあるので定期的に検査し、メンテナンスを行いましょう。

補聴器などの補助具でコミュニケーションは取りやすくなる

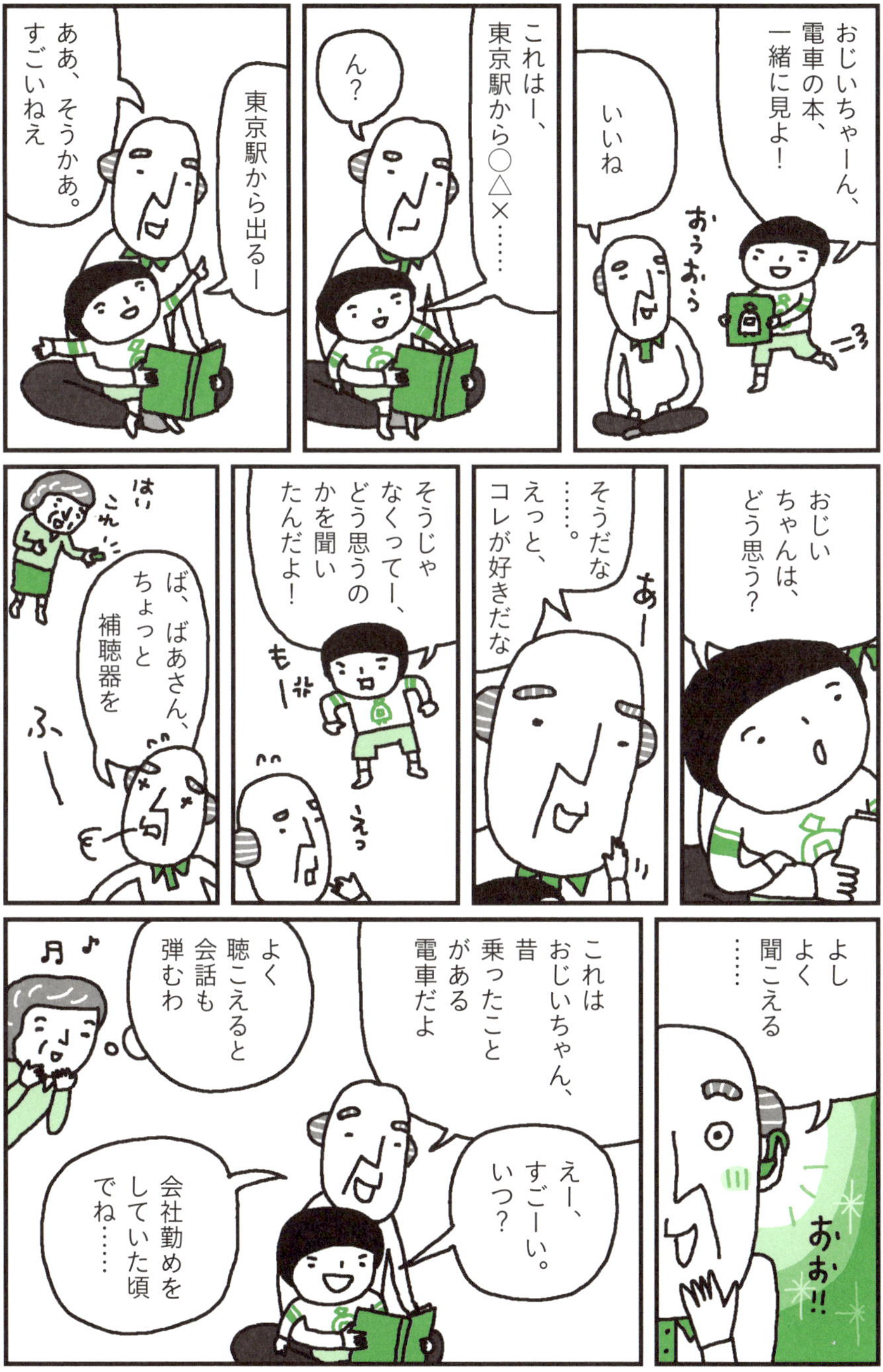
おじいちゃーん、電車の本、一緒に見よ！
おうおう
いいね
これはー、東京駅から○△×……
ん？
東京駅から出るー
ああ、そうかあ。すごいねえ
おじいちゃんは、どう思う？
あー
そうだな……。えっと、コレが好きだな
そうじゃなくってー、どう思うのかを聞いたんだよ！
もー
えっ
はい これ
ば、ばあさん、ちょっと補聴器を
ふー
よしよく聞こえる……
おお!!
これはおじいちゃん、昔乗ったことがある電車だよ
えー、すごーい。いつ？
会社勤めをしていた頃でね……
よく聴こえると会話も弾むわ

歯周病予防を意識して歯のケアをする

第4章で歯のケアの大切さについて述べました。高齢者に限らず歯のケアはしっかり行いましょう。

基本的には毎日の歯みがきです。歯垢（プラーク）を落としきれいにします。歯の表面だけではなく、歯と歯の間や、歯と歯茎の間をマッサージするように磨きます。力を入れすぎないようにしましょう。

ていねいに磨いても歯ブラシだけで、歯周のプラークを落としきることは難しいので、可能であればデンタルフロスや歯間ブラシを併せて使うとよいでしょう。

歯ブラシ

細かく動かしながら歯の表面や、歯と歯茎のすき間をきれいにする

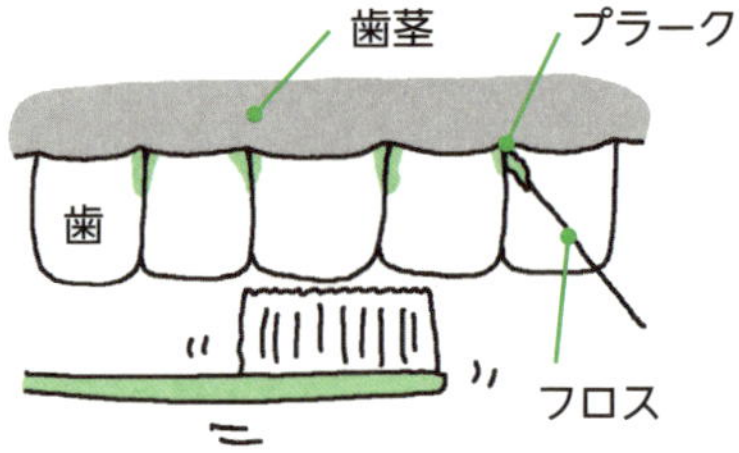

デンタルフロスまたは歯間ブラシ

歯の間や歯茎との境目のプラークを除去

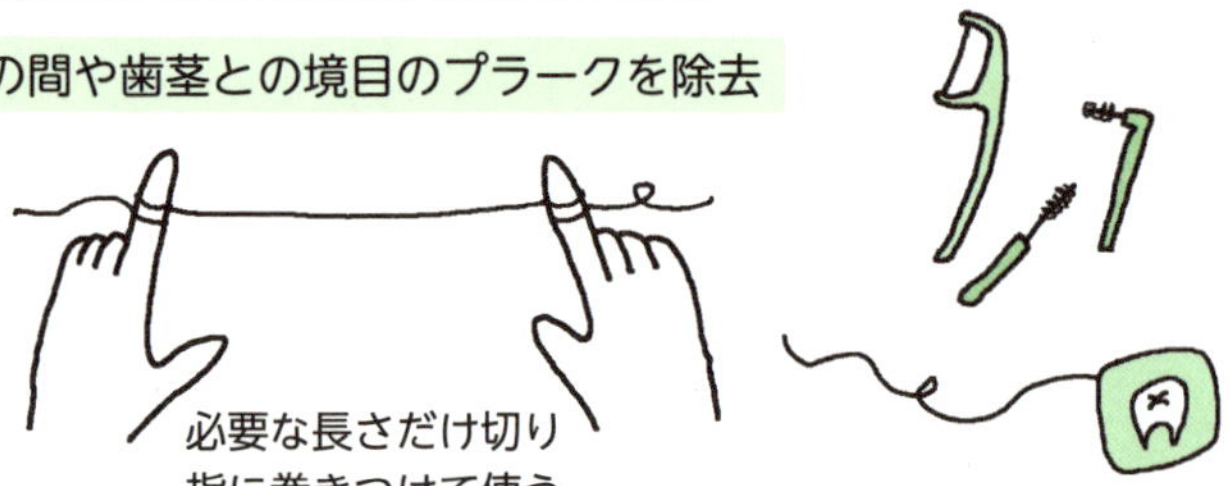
指に巻きつけて使う

歯ブラシ ＋ **歯間のケア**

歯みがきが難しい人の口腔内を清潔に保つ工夫

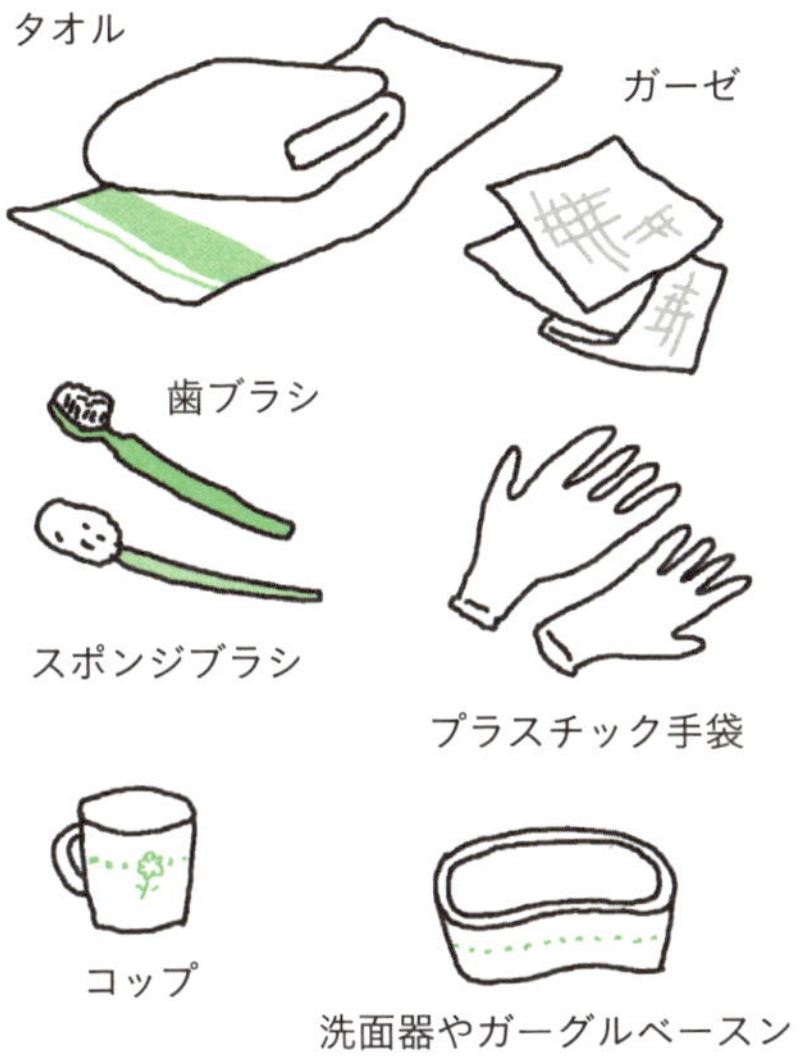

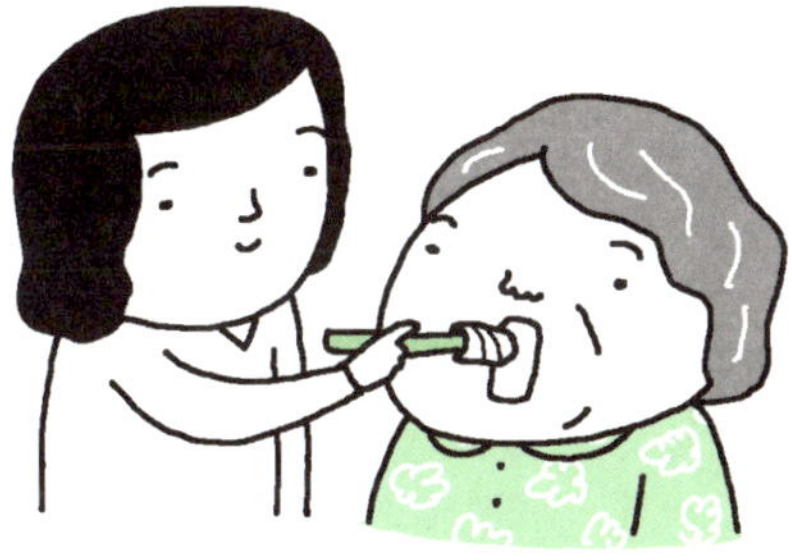

指、歯ブラシにガーゼを巻き、口内の汚れをとる。
奥に入れすぎると吐き気をもよおすことがある。ケアをする人は、少しずつ反応をみながら行う。

そのうえで定期的に歯科検診を受けます。毎日のセルフケアに併せて、定期的に歯科でチェックを受けることで歯周のトラブルに早く気づくことができ、自分の歯を長くよい状態に保つことができます。

高齢者が歯みがきを嫌がる場合は、周囲の人がうがいを促したり、歯ブラシで歯肉マッサージをするなど、抵抗感の少ない方法からはじめ、口腔を清潔に保つ習慣を身につけてもらいましょう。

自力で歯みがきができない場合には、介護者が歯肉マッサージなどをし、汚れを除去します。

唾液が減ると雑菌が繁殖しやすくなりますので、こまめに水でうがいしたり、口腔用の保湿液などで保湿するとよいでしょう。

食事選びの目安は「まごたちわやさしい」

食事は栄養のためだけでなく、朝昼晩の時間を認識し、季節の移ろいを感じるためにも大切です。会話などを楽しみながら、よく噛んで食べるとさらによいでしょう。

認知症の進行予防のための食事としては、言うまでもなく栄養バランスのよいメニューであることが大切です。これを食べれば認知症にならない、これを食べなければいけないという研究は多数ありますが、結局のところ大切なのは栄養バランスです。

少し前まで「1日30品目を目安に」とよく言われていましたが、30品目を意識しすぎるとかえって食べ過ぎになりがちなので、２０００年に厚生労働省の指針から削除されています。そのかわりの目安としては「孫たちは優しい」がおすすめです。

豆、ゴマなどの頭文字をとった「まごわやさしい」という言葉を耳にしたことはありますか。最近これに「まごたちわやさしい」とさらに二文字加わりました。次ページをご覧いただくとわかるように「まごたちわやさしい」に肉類は入っていませんが、もちろん肉類もたんぱく質やビタミン類が豊富です。食事の内容を考えるときは、こうしたことを参考にしてみるとよいでしょう。とはいえこちらもあくまでも目安です。多少内容がこれらとは違っても、美味しいと思えるものを楽しんで食べられることが一番です。

「まごたちわやさしい」食品の栄養素

や 野菜

ビタミン、ミネラル、食物繊維が豊富。イモ類以外の多くの野菜は、低脂質、低カロリーである。

ま 豆類

大豆、小豆、インゲン豆、エンドウ豆、ソラ豆などはたんぱく質が豊富。その他の豆類も含め、ビタミンB_1、B_6なども豊富。

さ 魚

たんぱく質、カルシウムが豊富。また、EPA、DHAは血栓をできにくくする作用があると言われている。

ご ごま

ゴマの成分の約半分が油分。それ以外ではたんぱく質、ビタミン類、食物繊維、カルシウムも豊富。セサミンは抗酸化作用がある。

し シイタケなどのきのこ類

食物繊維、ミネラル（とくに、カリウム）、葉酸（ビタミンB_9）が豊富。乾物キノコは、ビタミンDも豊富。

た 卵

良質なたんぱく質を構成する必須アミノ酸、脳を活性化させるコリン、ビタミンA、B_6、Eなども含まれている。

い イモ類

山芋、長芋には、エネルギーとなる炭水化物ばかりではなく、カリウム、鉄分が、ジャガイモは繊維が多く、ビタミンC、葉酸、カリウム、サツマイモはビタミンC、カリウム、里芋はカリウムが豊富。

ち 乳製品

たんぱく質、カルシウムが豊富。その他、ビタミンA、ビタミンB_1などが含まれている。

わ ワカメなどの海藻

ミネラル（カルシウム、りん、カリウム、マグネシウムなど）、ビタミンB_1、水溶性食物繊維が豊富。

バランスのよい献立の例

基本は、
三大栄養素（炭水化物、たんぱく質、脂質）＋ビタミン、ミネラル

たんぱく質
魚、肉、大豆、乳製品など、動物性、植物性の両方からとる。

ビタミン、ミネラル
野菜や海藻類

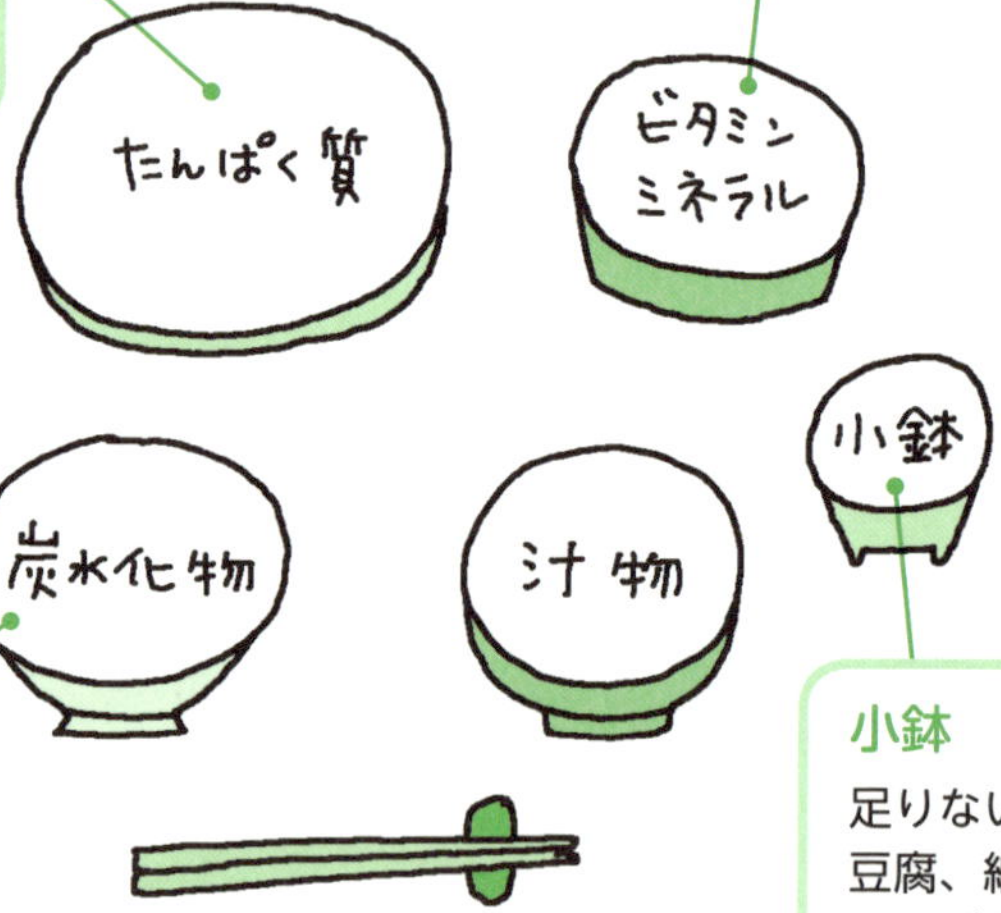

炭水化物
ご飯、麺、パンなど

小鉢
足りないときは、豆腐、納豆、モズクなど調理しなくても食べられる食品も取り入れる

バランスのよくない献立の例

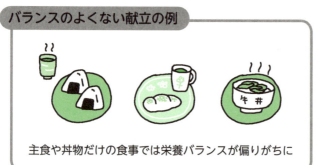

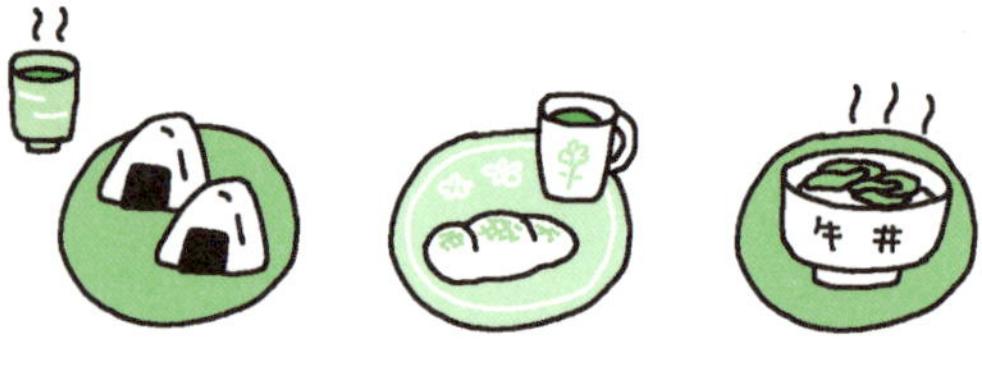

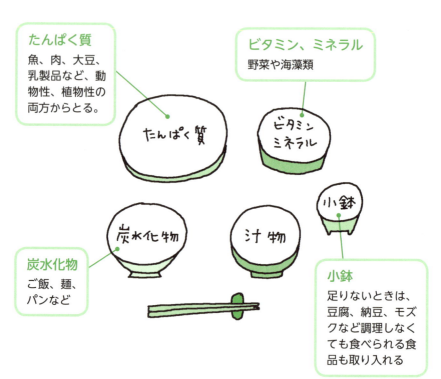

主食や丼物だけの食事では栄養バランスが偏りがちに

朝食例

ご飯 味噌汁、焼き魚、サラダ、豆腐。もしくは、パン、野菜ジュース、コーヒー、生野菜サラダ、ゆで卵など

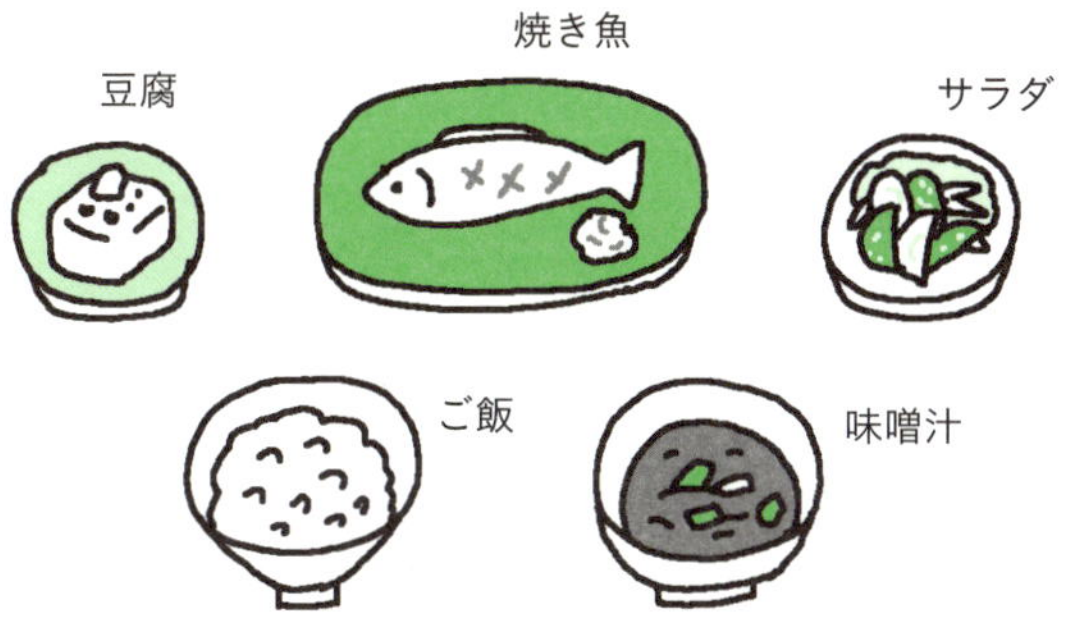

1日の活動を開始するために、エネルギーを充分に。小鉢や汁物も合わせてバランスよく

昼食例

ざるそば、ゴマ、海苔、キノコサラダ、卵焼きなど

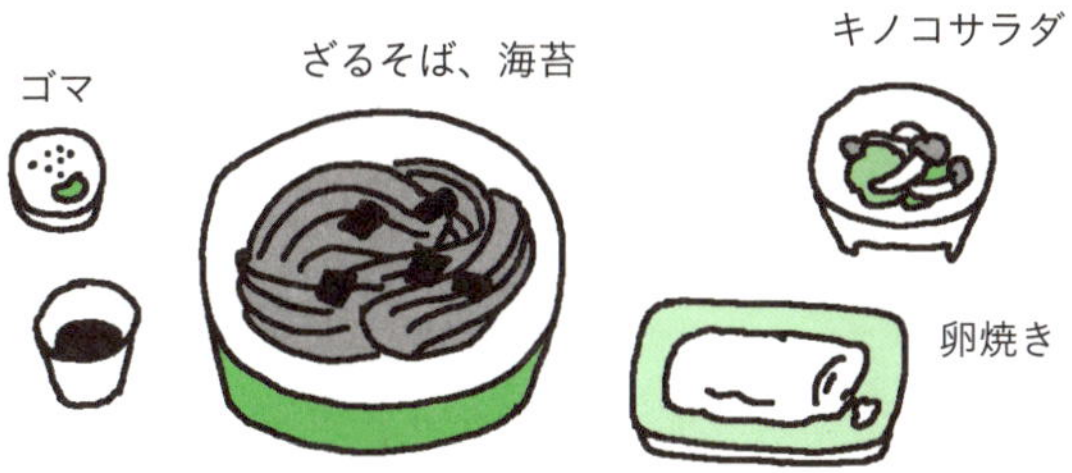

主食だけで簡単に済ませがちですが、たんぱく質、ビタミンなども一緒に

夕食例

ご飯、味噌汁、豚の生姜焼き、キュウリとワカメの酢の物など

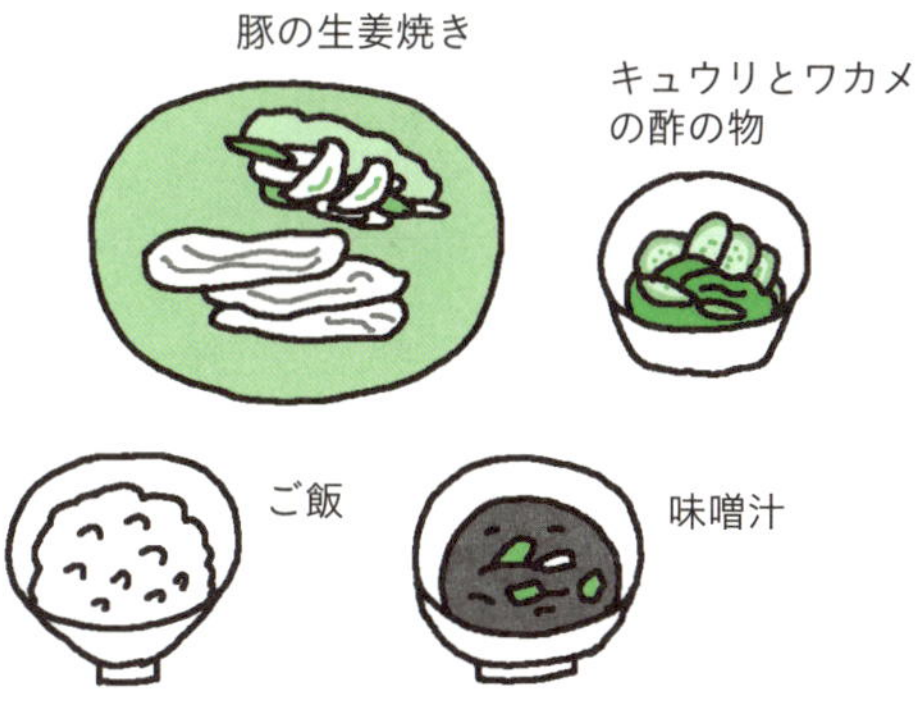

メインのおかずに野菜、副菜を添えて。ゆったりした気分でよく味わって

お酒とのつき合い方を見直す

お酒が楽しみ、という方も多いでしょう。第4章で説明した「お酒を飲むときは、ビタミンB_1を一緒に」。大切なことなので、ぜひ、これは意識してください。

ビタミンB_1が含まれている食材には、穀類では胚芽米、玄米、麦ごはん。肉類では豚肉、豚や鶏のレバー。豆類では大豆、大豆加工品。その他、ゴマ、海苔などにも含まれています。余分となったビタミンB_1は尿中に排泄され、体の中に蓄積しにくいといわれています。

また、過度の飲酒が認知機能の低下を招くことも前に説明した通りです。

さらに高齢者のアルコール依存も増えています。アルコールを飲む場合は適量を守りましょう。寂しさやストレスを紛らわすためにお酒を飲むのはよくありません。また寝付けないときにお酒を飲むこともやめましょう。アルコールの覚醒作用でさらに眠りの質が悪くなります。

量をコントロールできない人、飲酒でトラブルを起こすことのある人は思い切ってお酒をやめてみるのもひとつの手です。アルコール依存の治療は本人や家族だけでは難しいので、まずは医師に相談しましょう。

ビタミンB1を多く含むメニュー

豚肉とタマネギの生姜焼き
枝豆
冷奴、湯豆腐

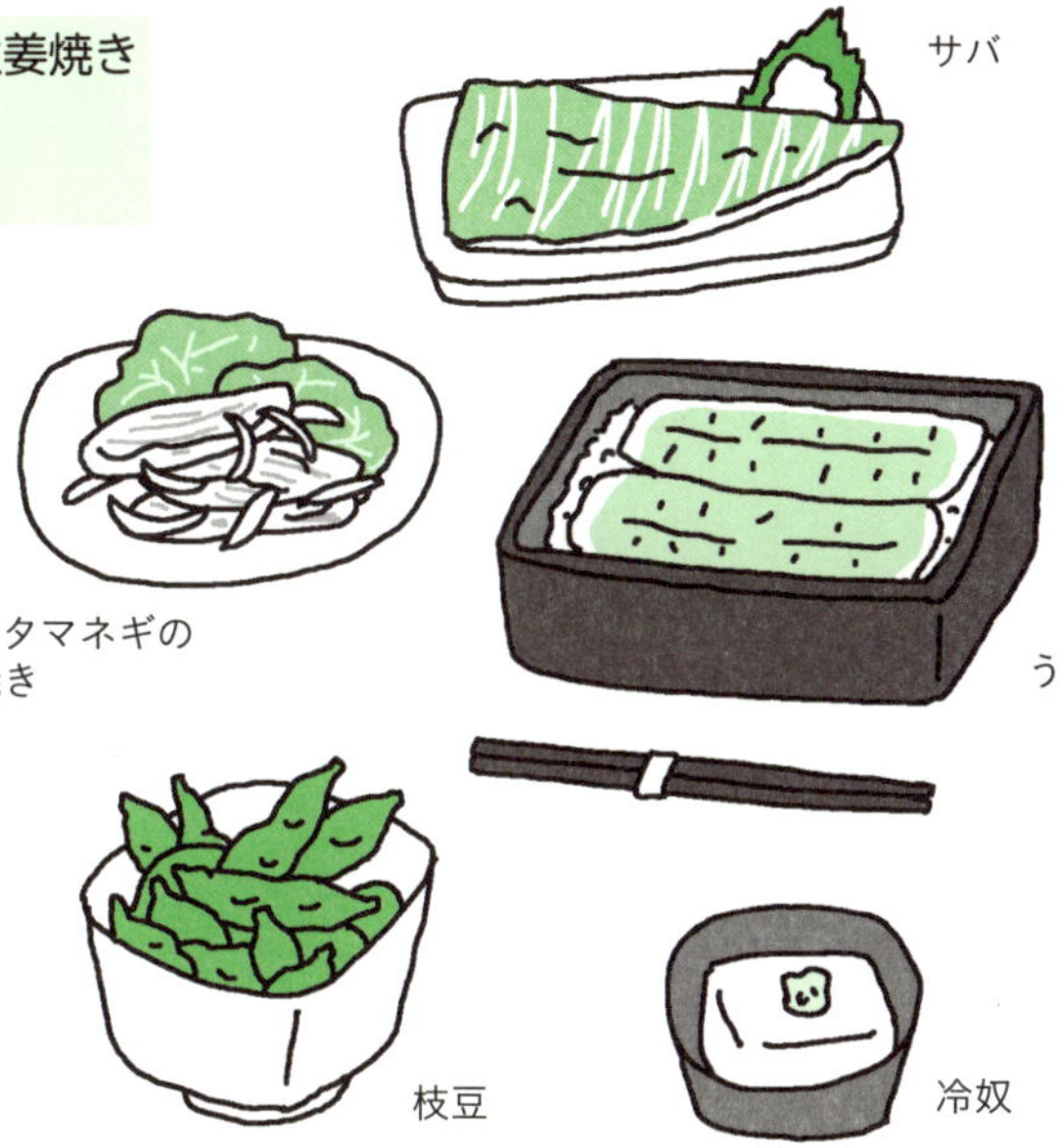
サバ
豚肉とタマネギの
生姜焼き
うなぎ
枝豆
冷奴

適切な飲酒量の目安

※( )内は、度数(%)、純アルコール量

- ビール中瓶 500mL（5%、20g）
- 清酒1合 180mL（15%、22g）
- ウイスキー、ブランデーのダブル60mL（43%、20g）
- 焼酎35度1合 180mL（35%、50g）
- ワイン1杯 120mL（12%、12g）

厚生労働省「健康日本21」目標値一覧より

運動で脳由来神経栄養因子に働きかける

運動は認知機能の衰えを予防します。一週間に、30分以上の歩行などの運動を2から3回以上行うことが、認知症の発症リスクを下げることがわかっています。

また昔から「人は血管とともに老いる」といわれます。健康を保つために血管の状態をよくしておくことは重要です。運動により脳由来神経栄養因子が刺激され、新しい神経や血管が生まれるといわれています。動脈硬化やメタボリックシンドロームのリスクを改善し、脳血管性認知症だけでなく、アルツハイマー型認知症の予防にも役立ちます。

また習慣的な運動は、眠りの質をよくし、記憶の定着に関わるノンレム睡眠の割合を増やすという研究があります。この点からも運動を習慣にすることが、認知機能の低下予防につながる可能性があります。

運動といっても難しく考える必要はなく、日常生活の中で歩く時間を増やしたり、できるだけ階段を使ったりするようにしましょう。掃除や洗濯などの家事は運動のチャンスです。

認知症予防のためには、単独の運動を行うより、他の知的作業と合わせて行うとより効果的という研究もあります。私のおすすめは、2つ前の回答を答える「ツーバック尻取り」や「100－7、さらに＋2」の計算をしながらのウォーキングです。脳と体を同時に使う、このデュアルタスクがよいのです。

それぞれの身体能力や体力、その日の体調に合わせて、つらくない範囲で行いましょう。なお、運動する時間帯は、朝食後の午前中から、日中の明るい時間に行いましょう。寝起きは注意が必要です。起きてすぐに体を動かすと、突然血流が増えるので心臓に負担がかかり、狭心症や心筋梗塞などのリスクが高まります。また夜寝る前の運動も、その後の眠りの妨げになるので避けたほうがよいでしょう。

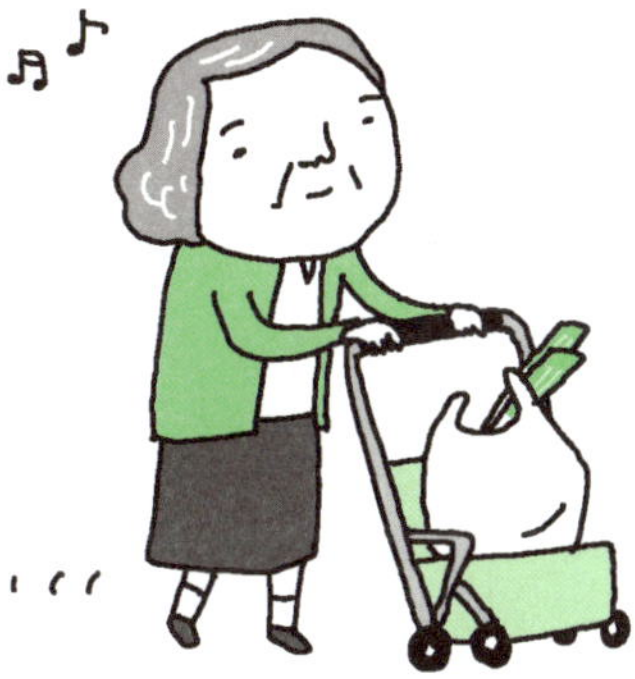

買い物など外出する際は、できるだけ多めに歩くようにする。

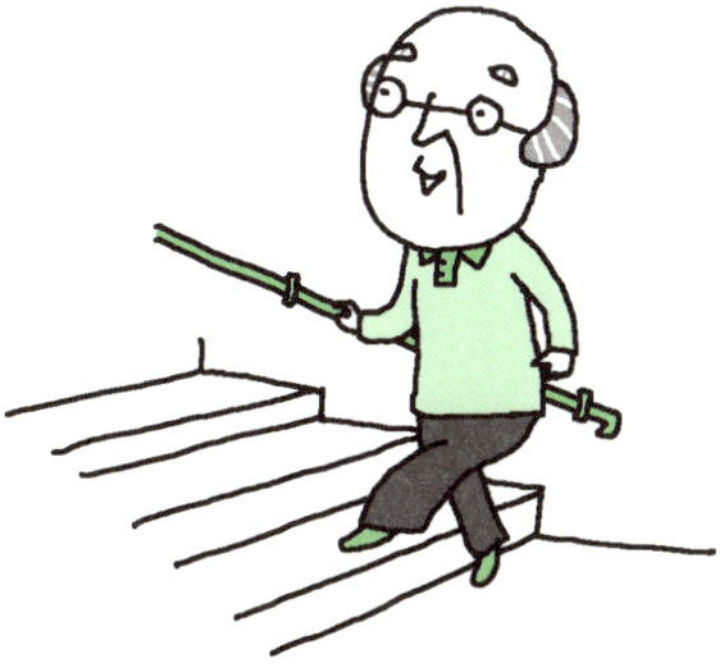

階段があるときは、まず階段を使う。

運動量を増やそう

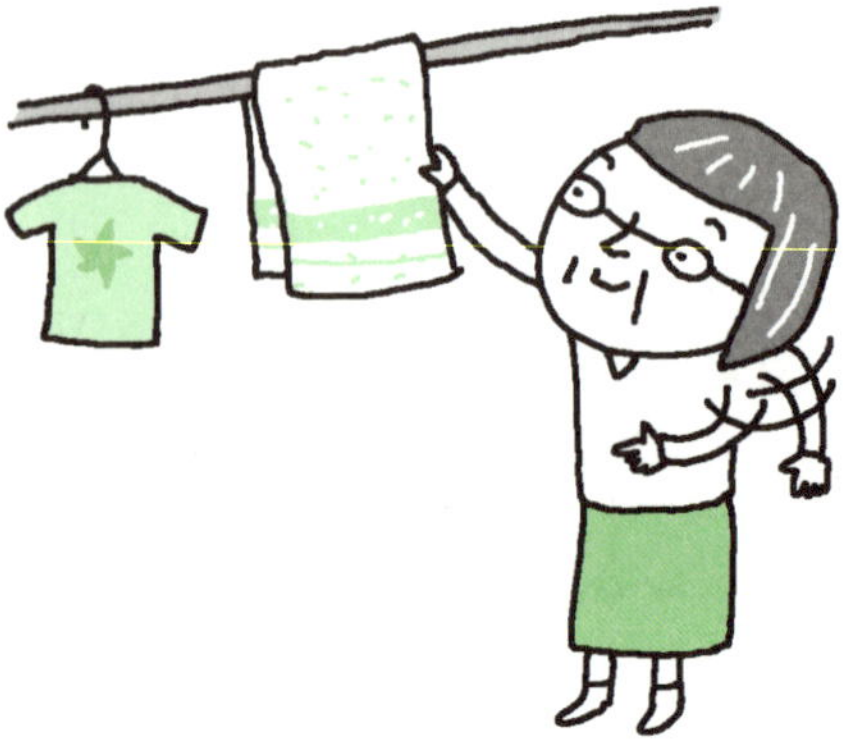

家事をするついでに、少し大きめに手を上げたり、肩を回したりする。

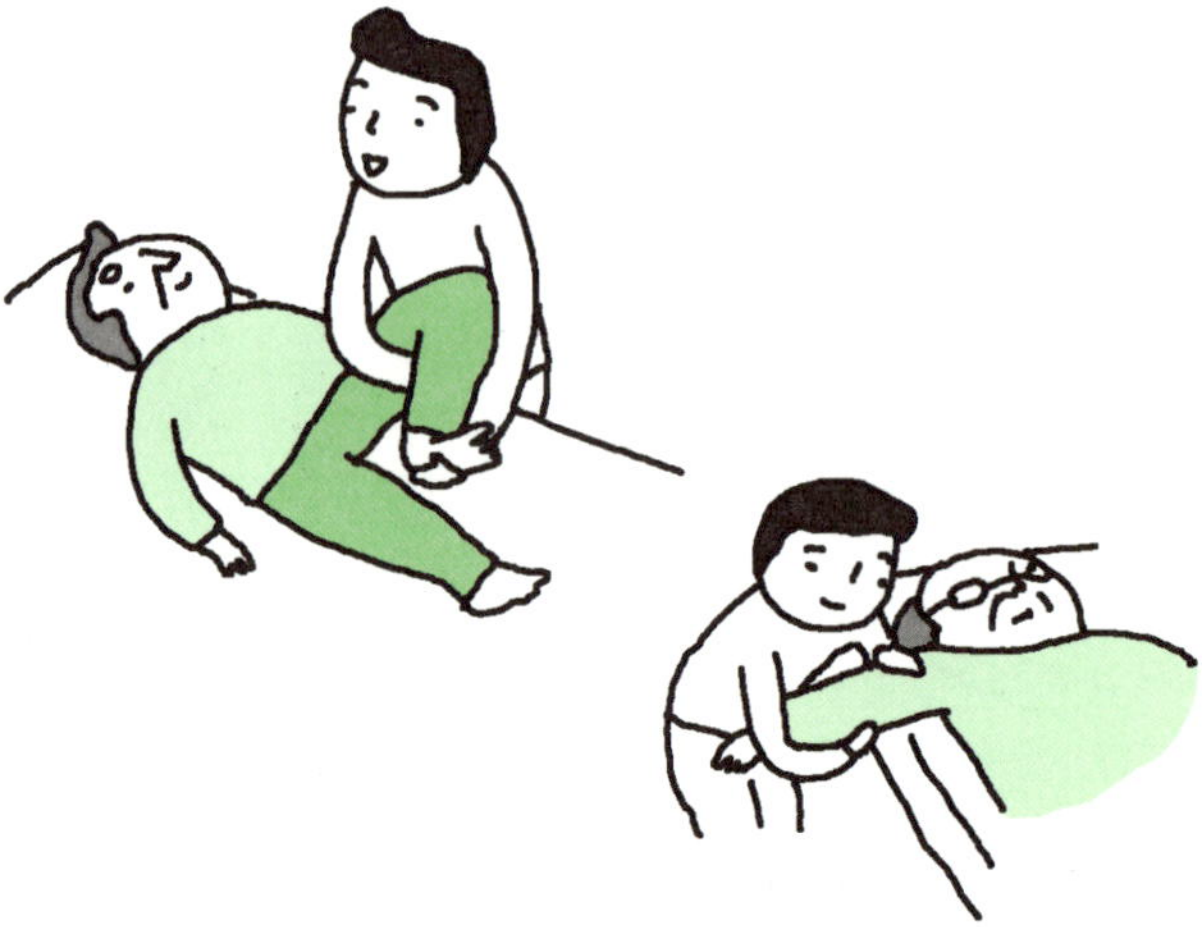

寝たきりの人の場合は、医療従事者に方法を教わり、手足のマッサージ、膝、股関節、肩などを伸ばしたり持ち上げたり曲げたりする。

デュアルタスクで脳と体を同時に使う

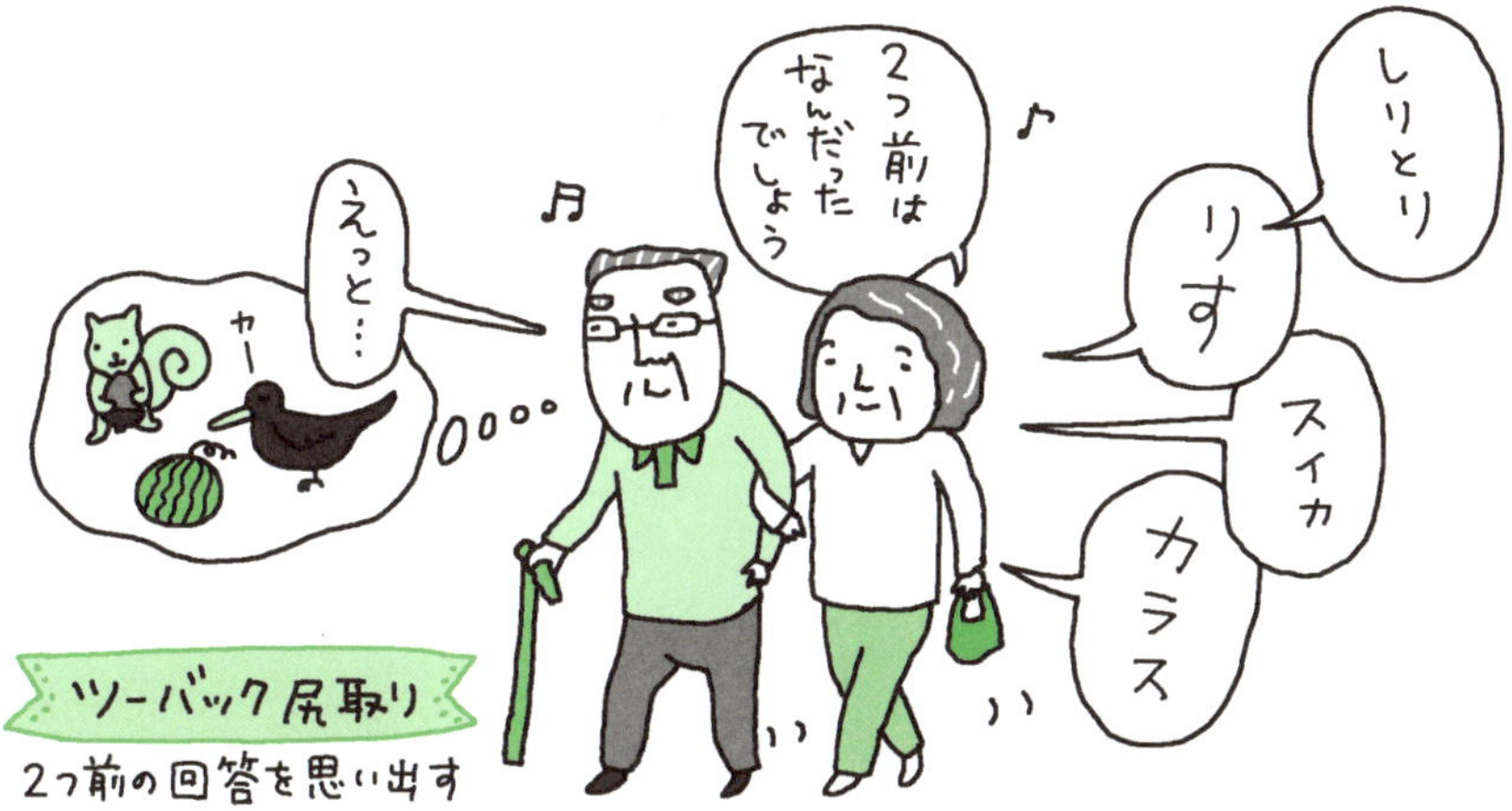
えっと…
カー
2つ前はなんだったでしょう
しりとり
りす
スイカ
カラス
ツーバック尻取り
2つ前の回答を思い出す

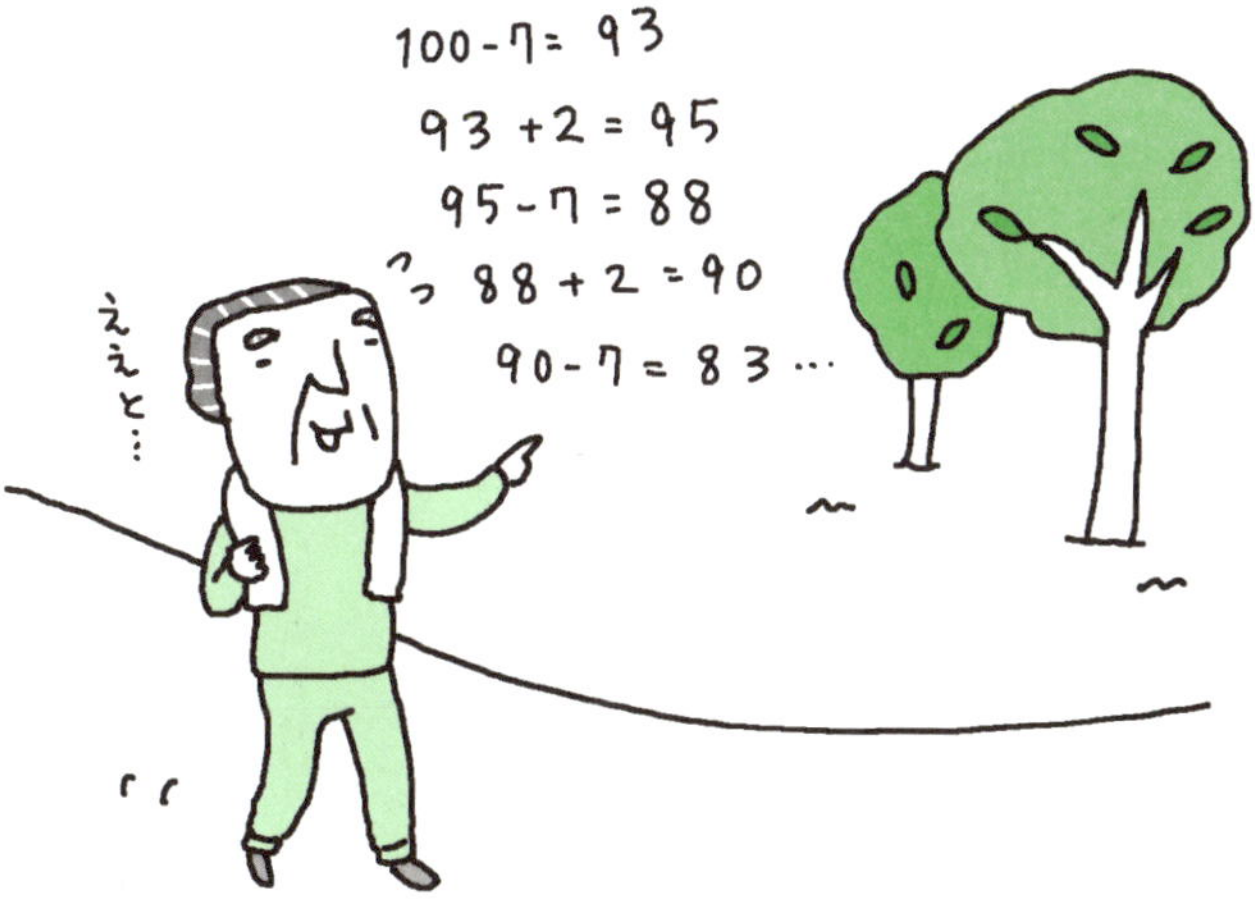
100-7=93
93+2=95
95-7=88
88+2=90
90-7=83…
ええと…

計算などをしながらウォーキング
脳と体を同時に使うデュアルタスクでトレーニング

禁煙する

認知症予防のためにも禁煙しましょう。喫煙の害は、肺炎、COPD（Chronic Obstructive Pulmonary Disease：慢性閉塞性肺疾患《まんせいへいそくせいはいしっかん》）だけに留まりません。動脈硬化、心筋梗塞、脳卒中、高血圧、糖尿病、喘息、うつ病、認知症、骨粗しょう症、がんなど全身の病気のリスクを高めることで知られています。とくにCOPDは、タバコの煙を主とする有害物質を長期間に渡って吸入したことで起こる肺の炎症性疾患です。喫煙者の15～20％が発症し、その罹患率は60歳を超えると高まります。さらに、肺だけでなく、全身の炎症、骨粗しょう症など、併存症といって他の病気にもかかりやすくなります。重症化すると、日常的に酸素ボンベを必要とするようになり、生活は制限されてしまいます。

会社や公共施設での禁煙化は時代とともに進んでいます。昔と違って喫煙可能なエリアはだいぶ狭まっています。禁煙は、周りに喫煙者がおおぜいいる環境では難しいものです。現在喫煙習慣のある人で、昔禁煙に失敗したという人も、これだけ吸いにくいご時世なら今度は成功するのではないでしょうか。

「浮いたタバコ代を貯めてなにか買おう」などと前向きにお考えになり、チャレンジしてください。

環境を改善する

高齢になっても、できることは自分で行うことが大切です。そのためには、ケガなどのトラブルを防止して安全で暮らしやすい環境を考えていくことが必要です。

日頃からすべったり、つまずいたり、落下したりするような危険なところはないか確かめましょう。麻痺があったり、手足の力が衰えたりしていると暮らしにくい設備はないか、家の中に管理しきれないほどの日用品、雑貨が溢れていないかなども確認してみましょう。

とはいえ、ちょっとした片付けなども年齢を重ねてくるとたいへんなものです。長い年月で家や家具が老朽化《ろうきゅうか》し、不用品も堆積《たいせき》していきますが、当人は慣れてしまい、修理や片づけも手を付けられないまま暮らしています。ケガの危険性の高いお年寄りのほうが、壊れかけたり、窮屈で動きにくかったり、ものが溢れているような不便な環境で暮らしがちかもしれません。身近な人が声を掛け、改善を手伝ってあげるとよいでしょう。

リフォームが必要になることもあります。介護保険で要支援、要介護の認定を受けていれば、たとえば手すりの取り付け、滑り止め、段差の解消、トイレ・浴室の改装など、介護保険の給付が受けられる場合もあります。また居住地の自治体が独自に給付を行っている場合もあります。ケアマネジャーに相談してみましょう。

環境を整えてトラブルを予防する

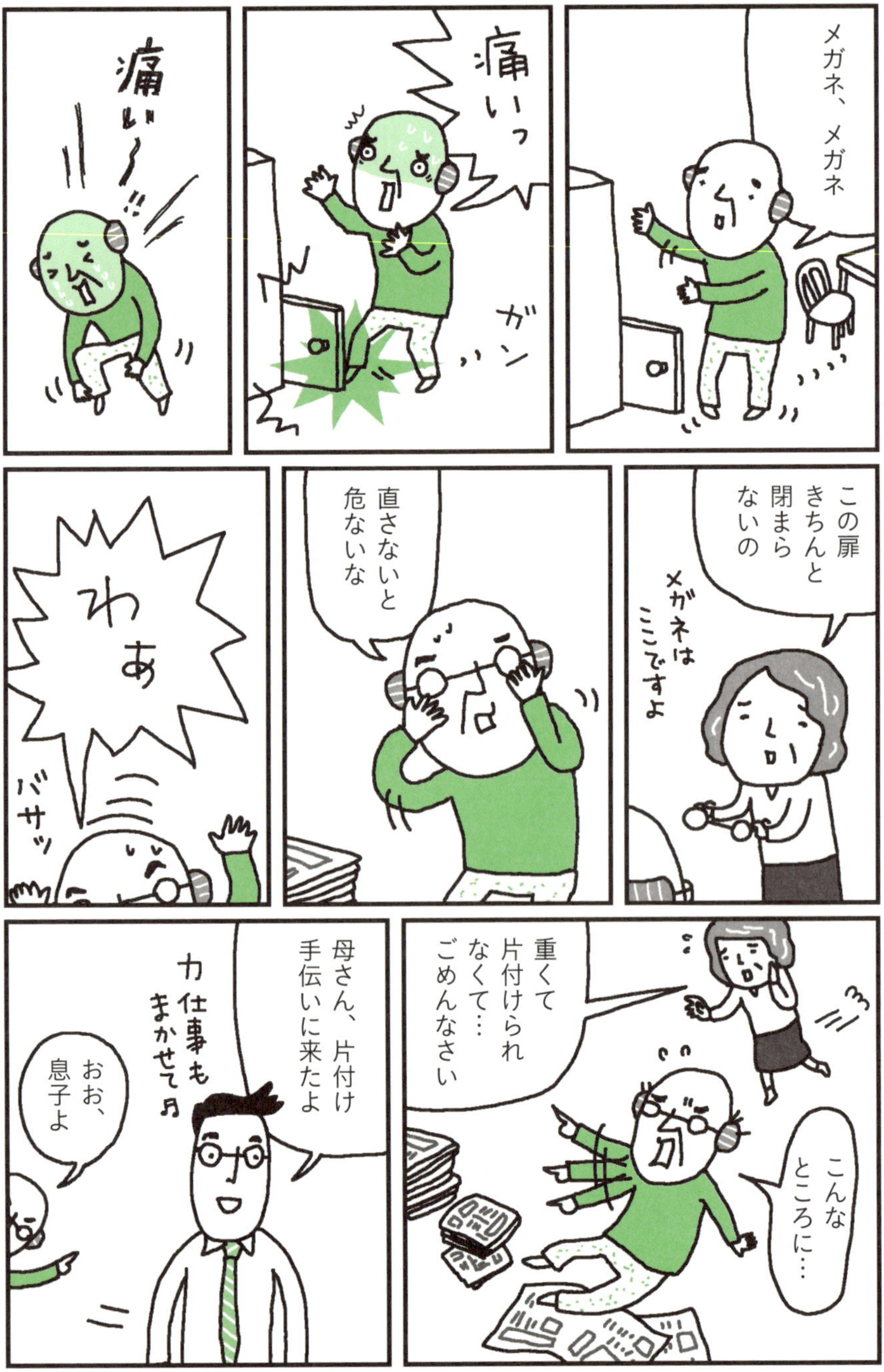
メガネ、メガネ
痛いっ
ガン
痛い〜!!
この扉きちんと閉まらないの
メガネはここですよ
直さないと危ないな
わあ
バサッ
重くて片付けられなくて…ごめんなさい
こんなところに…
母さん、片付け手伝いに来たよ
力仕事もまかせて♬
おお、息子よ

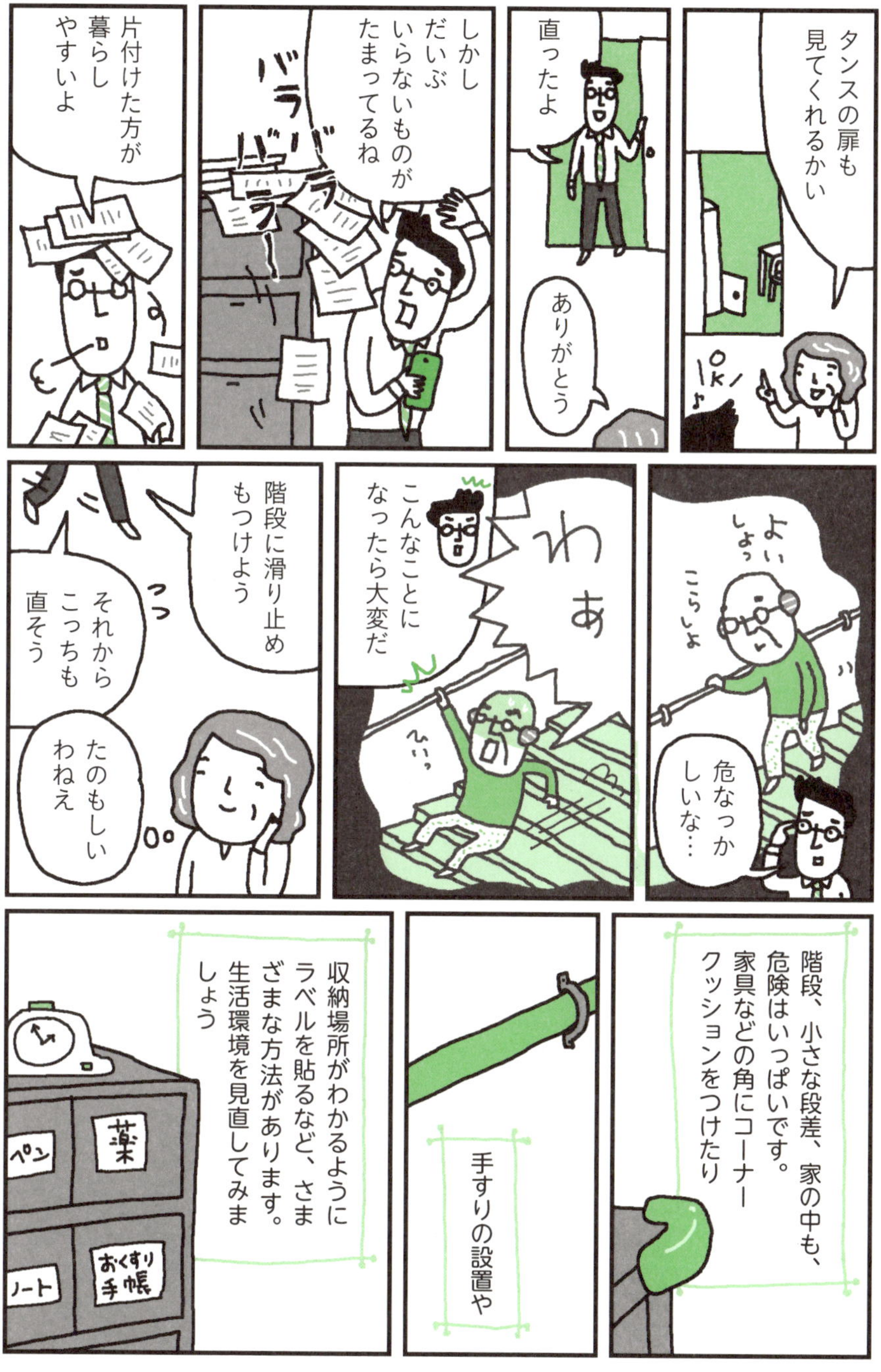
タンスの扉も見てくれるかい
直ったよ
ありがとう
しかしだいぶいらないものがたまってるね
片付けた方が暮らしやすいよ
よいしょっ
こらしょ
危なっかしいな…
わぁ
こんなことになったら大変だ
階段に滑り止めもつけよう
それからこっちも直そう
たのもしいわねえ
階段、小さな段差、家の中も、危険はいっぱいです。家具などの角にコーナークッションをつけたり
手すりの設置や
収納場所がわかるようにラベルを貼るなど、さまざまな方法があります。生活環境を見直してみましょう
薬
ペン
おくすり手帳
ノート

見つけやすく

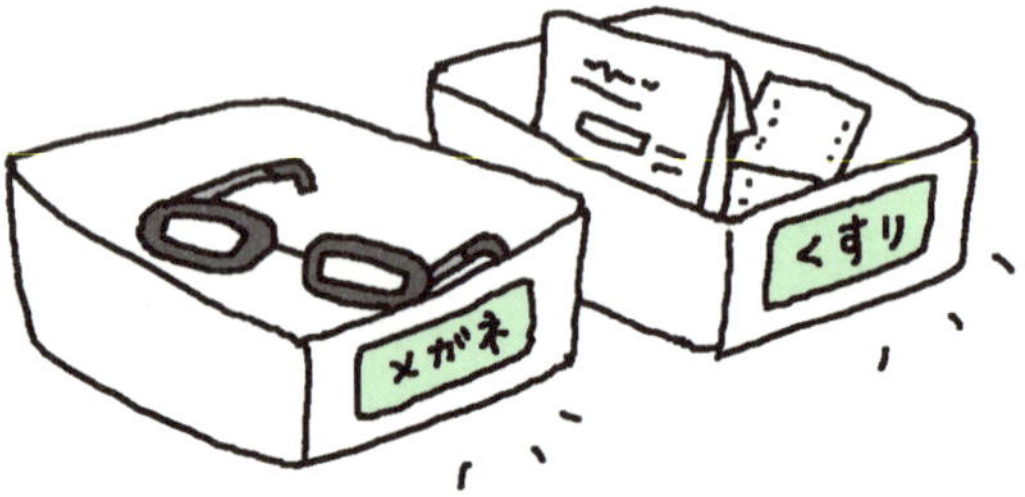

よく使うものの収納場所は、使う場所の近くと決める。たとえば、メガネをかけたりはずしたりする場所が寝室と居間という方で、その2カ所を収納場所に決めたところ、探す機会が減ったという例が。収納場所にはイラストやラベルを貼ったりして見つけやすくする。

危険防止

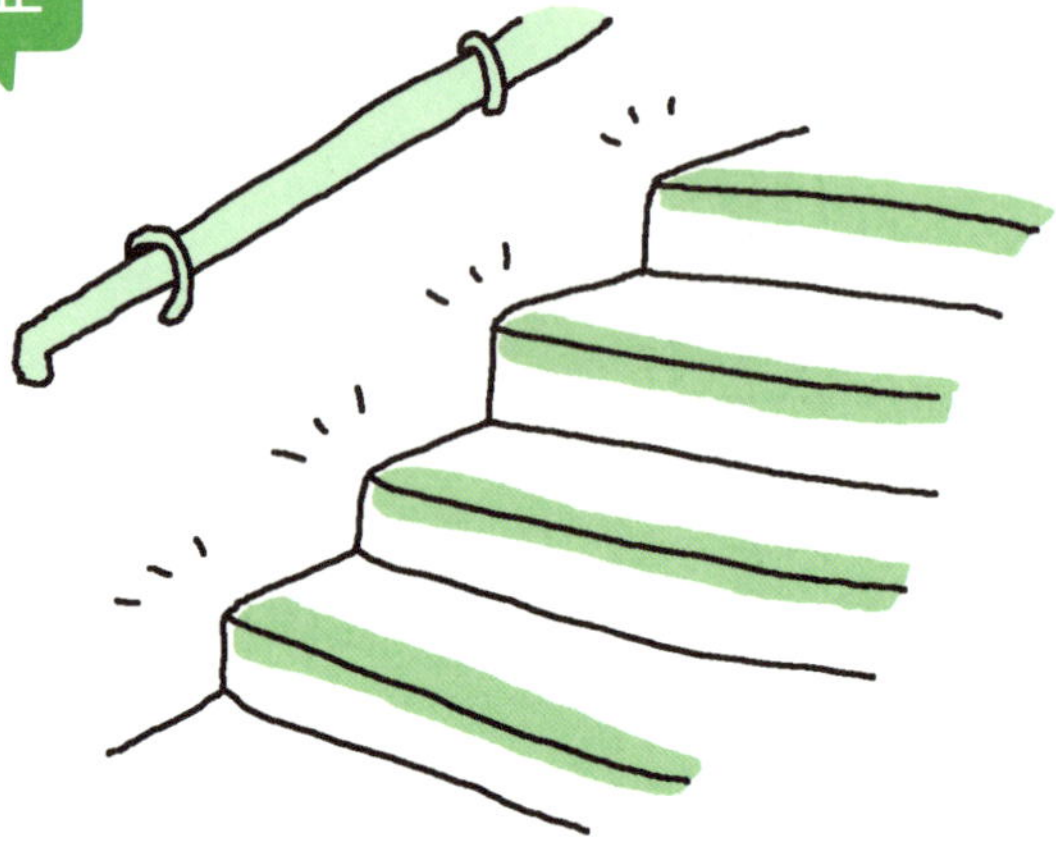

玄関、階段などはすべり止めを貼り、トイレまわり、風呂場などの必要な位置に手すりをつける。介護保険などの補助が受けられるケースもあるので確認する。

家の中の環境を見直そう

段差を解消

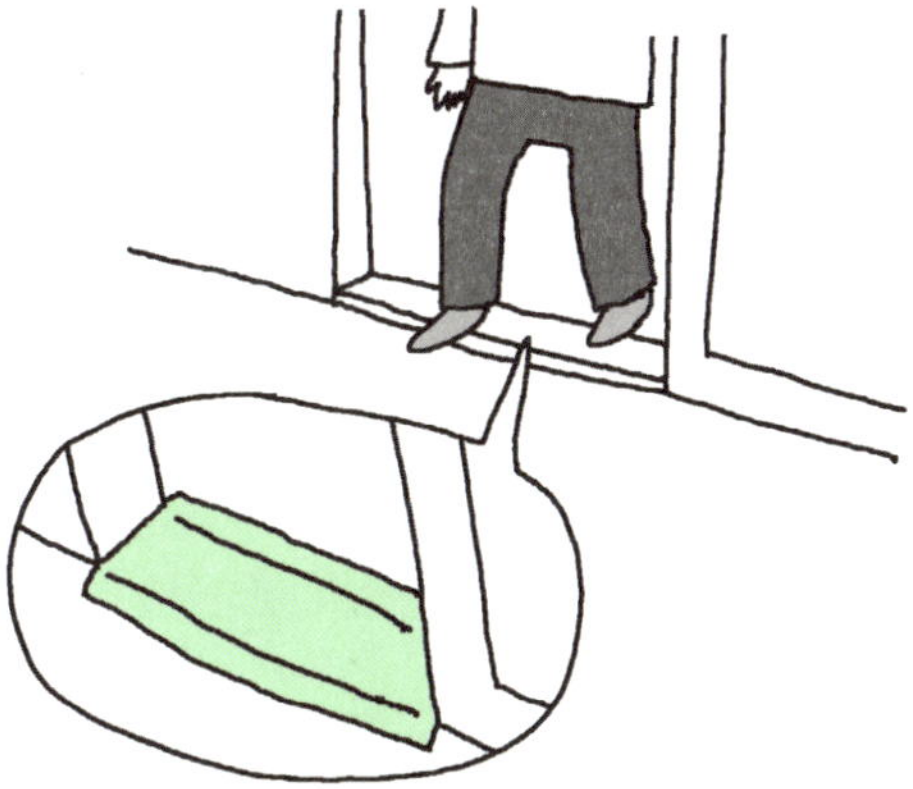

段差をスロープにしたり、すりつけ板という段差解消用の補助具を使う。開き戸を引き戸や折り戸などに変更する。

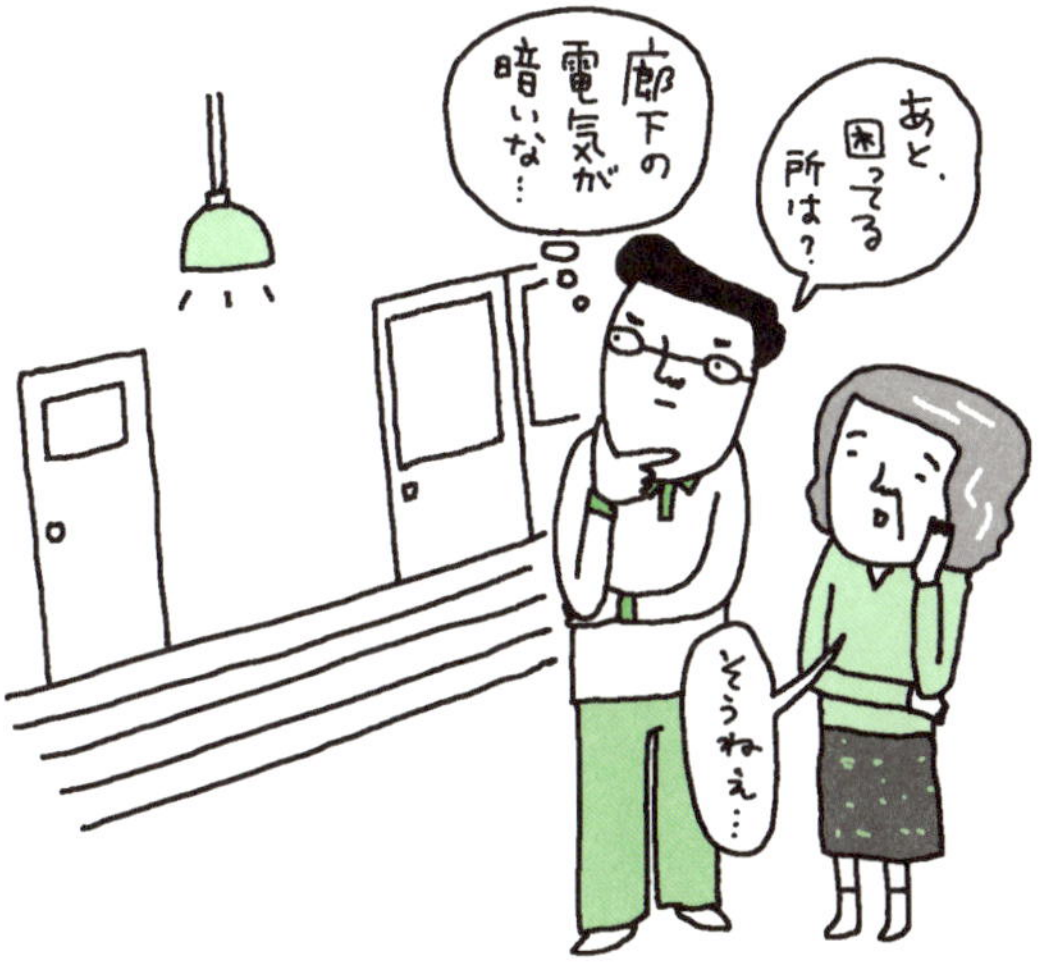
あと、困ってる所は？
廊下の電気が暗いな…
そうねえ…

暮らしやすい環境を整えて、いきいきした毎日を送れるよう周囲の人がサポートをする。

介護で一番大切なこと

本書を通じて、認知症のように見えても認知症ではない病気や、認知症に影響してしまう心理状態や環境があることを紹介してきました。心理状態や環境の影響による患者さんのＢＰＳＤの悪化は、介護をより難しくしたり、ご家族に心配をかけたり、戸惑わせたりするものです。ですから、認知機能が衰えている方の心に寄り添って接することはＢＰＳＤの改善となり、患者さんだけではなく、身近にいるご家族のためにもなります。

しかし、認知症は原因も複雑で症状のあらわれ方に個人差も大きい病気です。家族の努力だけで患者さんの症状をコントロールすることは不可能に近いことです。ここでは、患者さんによりよい状態でいてもらうために、最もしてはいけないことをお伝えしましょう。

それは患者さんの介護をご家族だけで背負い込むことです。

患者さんの症状に悩んでいる方のなかには、家族思いでまじめなご家族も多く、介護を完璧にしようとするあまりに、なにもかも家族で背負い込んでいる方が多いのです。しかし介護は長丁場です。ご家族が介護を背負い込むことは、ご家族の疲労や誤った対応につながり、結果的に介護の質の低下を招きかねません。長期的に見れば非常に危うい状態です。

介護の質を保つために、積極的に専門家の手を借りましょう。高齢者の医療は「多職種連携」といって医師、看護師などの医療、介護、保健、福祉の専門家などが相互に情報を共有し、連携しながら行うことが主流になってきています。これらの専門家はいわばプロです。プロはプロの知識と経験、テクニックで患者さんに適切なケアを提供するでしょう。プロにしかできないこと、わからないこともたくさんあります。もちろんご家族の相談にものってくれます。

ご家族の認知症の症状に気づいたら、まずは地域包括支援センターに相談してみることです。介護保険の利用についてもここへの相談がその第一歩になることも多いです。

そのうえで、ご家族にしかできないケアは「心のケア」です。元気だった頃を知り、患者さん本来の人柄や人間性をわかっている人、それはご家族です。ご家族が患者さんの気持ちに寄り添い、つらい気持ちや不安感、自尊心を理解しようとしてくれたら患者さんはどれほど心強いでしょう。しかし、この心のケアもご家族自身の心にゆとりがなければ提供することはできません。

そのためにもご家族は、プロの手を積極的に借り、困ったときはすぐに相談し、安心してご家族を見守ることのできる体制を築いていきましょう。また、心のケアもなるべく多くの人にかかわってもらいましょう。より多くの人の手で患者さんを支える体制を作ること、それが一番大切です。

おわりに
～認知症をあきらめない、ベストを尽くす～

認知症は、どうしても「治らない」というイメージが強いため、認知症と診断されると、ご家族も患者さんも落胆されがちです。しかし容易にあきらめてはなりません。たとえば本書でもご説明したとおり、認知症にもMCIという前段階があります。この段階であれば、認知機能が回復することもあります。

これとともにポイントとなるのが、本書のテーマである「認知症もどき」です。ある病院で認知症と診断された患者さんでも、別の病院で検査したところ認知症ではないことがわかったということは、そう珍しくはありません。

逆に多くの認知症専門医も、一度は認知症だと診断した患者さんが、後から別の病気だとわかったという例を経験しています。

こうしたケースでもっとも多いのはうつ病です。うつ病では、適切な治療によって見違えるほど回復する患者さんもいらっしゃいます。また、てんかんも認知症と間違われがちですが、しっかりした診断によって正しい治療を受けることができると、発作をコントロールでき、まったく問題のない生活に戻れます。

このように、「もどき」が正しい治療に結びつくことで患者さんが回復されるケースはいろいろあります。

もちろん認知症ではない病気を疑ったが、やはり認知症だったというケースもあります。あるいは、ほかの病気もあったが、やはり認知症も存在したという場合もあります。

このように「もどき」である確率はそう高くないかもしれません。そこは確実に見極めたいものです。しかし、「もどき」ではなく本当に認知症であっても、隠れていた合併症が発見されれば、それを治療することが認知症自体に良い影響をもたらすこともあります。

また、認知症の患者さんの心理・精神状態の改善は、ＢＰＳＤの改善にも結びつきます。

いずれにしても「認知症をあきらめない、ベストを尽くす」ことが、患者さんやそのご家族にとって、より良い生活につながっていくと思います。

２０１８年12月

メモリークリニックお茶の水　院長　朝田　隆

参考文献

朝田 隆（編集）『誤診症例から学ぶ 認知症とその他の疾患の鑑別』（2013）医学書院
大槻 泰介（著）『てんかんが怖くなくなる本』（2016）法研
野村 総一郎（監修）『ウルトラ図解　うつ病』（2015）法研

著者

朝田 隆（あさだ たかし）

メモリークリニックお茶の水 院長・理事長。東京医科歯科大学特任教授。筑波大学名誉教授。

1955年生まれ。1982年東京医科歯科大学医学部卒業。東京医科歯科大学神経科、山梨医科大学精神神経科、国立精神・神経センター武蔵病院勤務、イギリスオックスフォード大学老年科留学などを経て、2001年、筑波大学臨床医学系(現、医学医療系臨床医学域)精神医学教授、2014年７月、東京医科歯科大学医学部特任教授、2015年４月より筑波大学名誉教授、メモリークリニックお茶の水院長。

日本老年精神医学会副理事長、日本認知症学会理事、日本神経精神医学会監事。専門はアルツハイマー病の臨床、認知症の早期診断法・予防。著書多数。

その症状って、本当に認知症？

平成 31 年 1 月 23日　第 1 刷発行

著　　者　朝田　隆

発 行 者　東島俊一

発 行 所　株式会社 法 研

〒104-8104　東京都中央区銀座1-10-1

販売03(3562)7671／編集03(3562)7674

http://www.sociohealth.co.jp

印刷・製本　研友社印刷株式会社　0101

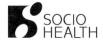

SOCIO HEALTH

小社は㈱法研を核に「SOCIO HEALTH GROUP」を構成し、相互のネットワークにより“社会保障及び健康に関する情報の社会的価値創造”を事業領域としています。その一環としての小社の出版事業にご注目ください。

ISBN978-4-86513-510-7 C0077　定価はカバーに表示してあります。

乱丁本・落丁本は小社出版事業課あてにお送りください。

送料小社負担にてお取り替えいたします。